中药足疗足浴治百病

魏素丽　杨建宇　王煜明　主编

化学工业出版社
·北京·

中药足疗足浴方法简单有效，安全可靠，深受欢迎。本书介绍了内科、外科、妇科、儿科、五官科、皮肤科、男科、传染病各科常见病、多发病的足部治疗方法。每种疾病的足疗方按药物足浴外用方、药物足敷外用方及足疗综合外用方进行分类，每个方剂介绍其方名、药物组成、制法与用法、功效与主治、临床应用，方便读者自行选择足疗方法与处方。

本书适合于基层医务人员、足疗从业人员及中医爱好者阅读参考。

图书在版编目（CIP）数据

中药足疗足浴治百病/魏素丽，杨建宇，王煜明主编．—北京：化学工业出版社，2019.9（2025.2重印）
ISBN 978-7-122-34782-4

Ⅰ.①中… Ⅱ.①魏…②杨…③王… Ⅲ.①足-按摩疗法（中医） Ⅳ.①R244.1

中国版本图书馆 CIP 数据核字（2019）第 133635 号

责任编辑：李少华　　　　　　　　装帧设计：关　飞
责任校对：张雨彤

出版发行：化学工业出版社（北京市东城区青年湖南街13号　邮政编码100011）
印　　装：涿州市般润文化传播有限公司
710mm×1000mm　1/16　印张13¾　字数245千字　2025年2月北京第1版第7次印刷

购书咨询：010-64518888　　售后服务：010-64518899
网　　址：http://www.cip.com.cn
凡购买本书，如有缺损质量问题，本社销售中心负责调换。

定　价：49.80元　　　　　　　　　　　　　　　版权所有　违者必究

本书编写人员名单

主　　编　魏素丽　杨建宇　王煜明
副 主 编　郭正刚　李　杨　林才志
编写人员　（按姓氏笔画排序）

王丽娟　王煜明　甘　尧　刘丽红
刘桂香　关宇鹏　孙志军　李　杨
李　娟　李晓艳　李爱文　杨建宇
张　凯　张运杰　陈文英　陈燕溪
林才志　姜拥强　徐国良　郭正刚
曹茜茜　崔英龙　魏素丽

编写说明

俗话说："人之有脚犹如树之有根""树老根先枯，人老脚先衰，养生先养脚，养脚永不老"。

根据中医理论，利用内病外治、舒筋活血的原理，足疗能刺激穴位，疏通全身经络，促进气血运行、调节内脏功能，从而达到活血化瘀、滋补元气、祛病驱邪的目的。因此，足疗能增强机体免疫力和抵抗力，具有强身健体、防病祛病的功效。

本书从药物足浴外用方、药物足敷外用方及足疗综合外用方三方面，对足疗常用的方法分类。药物足浴外用方主要介绍单纯药物煎液泡脚的方药、方法及注意事项；药物足敷外用方主要介绍药物贴敷穴位的方药制作、使用方法及注意事项；足疗综合外用方介绍了包括洗、敷、按、涂药等综合足疗的方药、方法及注意事项。使读者对药物泡脚、药物足部外敷及其他一些足部综合治疗方法有更深入的了解，也可以根据身体状况、原料情况、季节天气变化等选择相应足疗方法。

全书分8章，对内科、外科、妇科、儿科、五官科、皮肤科、男科、传染病等常见病、多发病的足部治疗方法进行了介绍，所选处方取材易得，操作简便，安全有效，适合普通大众及基层医务工作者参考使用。

由于时间、精力所限，本书难免有疏漏之处，敬请读者批评指正。

编者
2019年9月

目录

概述 / 1

第一章　内科 / 5

感冒 …………………………………… 6
支气管炎 ……………………………… 12
呃逆（膈肌痉挛） …………………… 16
头痛 …………………………………… 17
慢性腹泻 ……………………………… 18
中暑 …………………………………… 21
厥证 …………………………………… 22
癔病 …………………………………… 24
喘证（支气管哮喘） ………………… 25
眩晕 …………………………………… 26
慢性胃炎 ……………………………… 28
呕吐 …………………………………… 29
胃下垂 ………………………………… 30
腹痛 …………………………………… 31
水肿 …………………………………… 31
尿毒症 ………………………………… 33
癃闭 …………………………………… 35
心悸 …………………………………… 36

高血压病 ……………………………… 37
脑出血 ………………………………… 46
冠心病 ………………………………… 49
血证 …………………………………… 49
多汗 …………………………………… 53
慢性疲劳综合征 ……………………… 55
失眠 …………………………………… 56

第二章　外科 / 60

痛风 …………………………………… 61
糖尿病足 ……………………………… 62
糖尿病周围神经病变 ………………… 63
颈椎病 ………………………………… 66
风湿性关节炎 ………………………… 67
骨性膝关节炎 ………………………… 72
直肠脱垂 ……………………………… 73
痔 ……………………………………… 74
慢性腰痛 ……………………………… 76
疝气 …………………………………… 77
足跟痛 ………………………………… 78
脑疽 …………………………………… 87
血栓闭塞性脉管炎 …………………… 88

红斑性肢痛症 …………………… 90

慢性骨髓炎 ……………………… 91

流注 ……………………………… 92

下肢丹毒 ………………………… 93

踝关节扭伤 ……………………… 94

淋巴结炎 ………………………… 95

跖疣 ……………………………… 96

骨质疏松 ………………………… 97

尿潴留 …………………………… 98

第三章　妇产科 / 99

月经不调 ………………………… 100

痛经 ……………………………… 101

更年期综合征 …………………… 103

子宫脱垂 ………………………… 104

急性乳腺炎 ……………………… 105

闭经 ……………………………… 106

带下病 …………………………… 107

妊娠高血压综合征 ……………… 108

胎位不正 ………………………… 108

催产 ……………………………… 109

胞衣不下 ………………………… 110

产后催乳 ………………………… 111

产后发热 ………………………… 111

产后腰痛 ………………………… 112

外阴瘙痒 ………………………… 113

滴虫性阴道炎 …………………… 115

剖宫产术后康复 ………………… 117

第四章　儿科 / 120

小儿发热 ………………………… 121

小儿夏季热 ……………………… 126

小儿咳嗽 ………………………… 128

小儿哮喘 ………………………… 130

小儿肺炎 ………………………… 132

小儿呕吐 ………………………… 133

小儿腹泻 ………………………… 136

小儿滞颐 ………………………… 138

小儿口疮 ………………………… 140

鹅口疮 …………………………… 144

小儿便秘 ………………………… 146

小儿遗尿 ………………………… 147

小儿胎毒 ………………………… 148

夜啼 ……………………………… 148

小儿惊风 ………………………… 150

疳积及小儿厌食症 ……………… 152

第五章　五官科 / 155

急性扁桃体炎 …………………… 156

复发性口疮 ……………………… 157

慢性咽炎 ………………………… 160

麦粒肿 …………………………… 161

暴发火眼 ………………………… 162

鼻渊 ……………………………… 164

第六章　皮肤科 / 165

脓疱疮 …………………………… 166

肛门瘙痒症 …………………… 167
冻疮 …………………………… 168
足部多汗症 …………………… 169
足癣 …………………………… 171
皲裂疮 ………………………… 180
鸡眼 …………………………… 184

第七章 男科 / 188

阳痿 …………………………… 189
早泄 …………………………… 190
遗精 …………………………… 191
强中 …………………………… 192
阴囊湿疹 ……………………… 193

第八章 传染病 / 195

流行性感冒 …………………… 196

病毒性肝炎 …………………… 197
细菌性痢疾 …………………… 198
小儿麻痹症 …………………… 199
麻疹 …………………………… 201
痄腮 …………………………… 202
百日咳 ………………………… 205
水痘 …………………………… 206
结核病盗汗 …………………… 207

参考文献 / 209

概 述

中医足疗法是中医学的一个重要组成部分，也是一种传统的治疗疾病的方法。它是在中医理论的指导下，在患者足部特定的穴位或反射区上施以特定的技巧动作和药物，达到防病治病的目的。在慢性病的治疗方面，只要坚持长期治疗，也能收到很好的疗效。对于一些急性病的疼痛，能起到立竿见影的效果。特别是对一些现代医学治疗困难、无特殊办法的疾病，常常能收到惊人的效果。

同时，足疗是一种安全性较高、不良反应少的治疗方法。所以，近年来足疗法逐渐被广大群众所接受，并迅速发扬光大。可是，人们只是知道应用足疗的方法可以治病，并不知道为什么可以治病，其治病的原理是什么。下面就讨论这些问题。

一、基本原理

阴阳学说是中医理论应用最广泛的古代哲学思想，从经络脏腑、病因病机到辨证施治，无不包含着阴阳对立统一的规律。在正常情况下，人体保持着阴阳相对平衡状态。如果因为致病因素导致人体阴阳的偏盛偏衰，使机体失去相对平衡，就会使脏腑经络功能活动失常，导致机体发生一系列的病理变化。可以利用足疗法，通过经穴配伍，根据病情，采用针刺、推拿、按摩、贴敷、洗浴足部或足部的某个部位来调节机体阴阳的偏盛偏衰，可以使机体转归于相对平衡状态，恢复其正常的生理功能，从而达到治愈疾病的目的。

机体的生命活动是各器官和系统互相协调一致的整体活动，当某一器官的功能减弱或失调时必将影响整体。而对某些局部组织或区域进行有效的治疗，可以调整相应脏腑器官的功能活动，从而治疗疾病。中医足部疗法的疗效已被临床实践所证明，其作用原理还处于深入研究探讨阶段，各个学说之间有些差别。不过大体上有经络原理学说、循环原理学说、反射原理学说、生物全息胚胎原理学说等。

1. 经络原理学说

中医学认为，经络是运行全身气血、联络脏腑肢节、沟通上下内外、调节体内各部分的通路，同时也是病理上传导病邪、治疗上发挥药物性能和感受针石刺激的通路。通过经络在全身有规律的循环和错综复杂的交汇联络，使人体的五脏六腑、四肢百骸、官窍、皮肉、筋脉等组织器官形成一个有机的统一整体。人体的十二经脉中有 6 条经脉循行至足部，而足部的 38 个常用重要穴位中，诸多穴位的治疗功效与足部反射区的解剖位置相一致。脏腑功能改变可以反映于足部，而中医足疗法可以促使足部气血通畅，从而协调脏腑功能，使发生异常的脏腑关系在新的基础上得到重新调整，脏腑功能得到恢复和增强。

2. 循环原理学说

从解剖学上说，足部距离心脏最远，很容易出现末梢循环障碍，静脉回流不畅，发生供血不足，使新陈代谢的废物在足部淤积，变生某种毒素，侵犯各个关节和器官，导致关节的炎症和一些器官的病变。中医足部疗法可以使流经足部的血液流速和流量增加，可以促进全身的血液循环，从而使心脏功能得到改善；其次，由于重力的作用，一些代谢产物，如钙盐、乳酸、晶体等容易沉积在足部，使足部血液循环受阻，也可使其相应脏器发生异常，反映在足部外观上，可见皮肤组织变异现象，如皮肤变干、出现皱褶、皮下颗粒、条索硬结等，中医足疗法可有效促进局部血液循环，使血流通畅，最后通过肾脏等排泄器官将这些沉积废物排出体外，恢复脏腑器官的正常功能。另外，血液循环的加强，不仅能使代谢废物排出，而且能使维持生命的营养物质得到合理输送。

3. 反射原理学说

人体各个系统能彼此保持密切的联系、合作与协调，是依靠复杂的体液、神经等系统来完成的。人体的体表和内脏到处都有丰富的感受器，当感受器感受到外界或体内环境的变化时就会引起神经冲动，沿传入神经传到中枢神经，中枢神经进行分析综合产生新的神经冲动，沿传出神经传至器官、腺体和肌肉，使之作出相应的反应。这就是神经反射的过程。

足部分布着丰富的神经末梢，构成大量的触觉、压觉、痛觉感受器，是人体感觉最为敏感的反射区。当进行足部治疗时，就是对足部存在的反射区、敏感区或反应点施加压力、针刺、贴敷、灸等，刺激由末梢神经构成的触觉、压觉、痛觉等多种感受器产生神经冲动，其信息传递的途径是足部—脊髓—大脑，而脊髓又与各个脏腑器官相连接，所以足部受到刺激可以传到全身各个部位，从而调节神经系统，保障人体各组织器官充分发挥其正常的生理功能，达到治疗全身疾病的目的。

4. 生物全息胚胎原理学说

任何多细胞的生物体都是由一个受精卵或原始细胞通过有丝分裂形成的，

因此，生物体上任何一个相对独立的部位，都包含有较多的整体信息，称为"全息胚"。现代全息生物学研究表明，人体的任何一肢节或更大的整体部位，都与其经由相同胚胎发育的部分相对应，就是说，人体许多部分都是同源的，当某一部分出现病变时，与其同源的其他部位会出现相同的压痛或压后酸胀的感觉。根据这种全息胚的学说，可以诊断和治疗疾病。人体的耳、鼻、手、足等都属于全息胚，而人体的双足与其他全息胚相比，面积较大，包含的信息更为丰富，复制的整体形象也比较清楚，容易辨认和掌握，足疗操作比较简便，易于自我治疗，所以中医足疗法作为防病治病的自我保健方法，具有较强的优越性。

二、适应证

中医足疗法是一种整体治疗方法，适用于各类慢性病和功能性疾病，不过多用于日常自我保健或与其他疗法配合使用。但是，任何一种事物都不是万能的，中医足疗法作为一种疗法有自身适应证，也有其局限性和禁忌证。

1. 急症

对急症的治疗，中医足疗大多是在患者处于危急状态下，又不能及时得到其他最有效的医护救援时，作为辅助治疗的方法，切不可把中医足疗作为唯一独选方法。如牙痛、高血压、脑出血、脑血栓形成、冠心病、头痛、中暑、厥证、癔病、喘证、眩晕、小儿惊风、肠套叠、踝关节扭伤、鼻衄等。

2. 内科疾病

（1）呼吸系统疾病如感冒、支气管炎、肺炎等。

（2）消化系统疾病如慢性胃炎、呃逆、消化性溃疡、慢性腹泻等。

（3）内分泌系统疾病如糖尿病、单纯性肥胖等。

（4）泌尿系统疾病如慢性肾小球肾炎、尿潴留、尿路感染、尿失禁等。

（5）神经系统疾病如中风后遗症、神经衰弱、面神经麻痹、三叉神经痛、慢性头痛、失眠等。

3. 外科疾病

如颈椎病、落枕、肩周炎、坐骨神经痛、腰椎间盘突出症、风湿性关节炎、慢性胆囊炎、慢性胰腺炎、胆石症、慢性腰痛、直肠脱垂、痔、疝气、足跟痛等。

4. 妇科疾病

如月经不调、痛经、闭经、更年期综合征、急性乳腺炎、子宫脱垂、乳腺增生、产后缺乳等。

5. 男科疾病

如阳痿、早泄、遗精、不射精症等。

6. 五官科疾病

如过敏性鼻炎、扁桃体炎、复发性口疮、近视、夜盲症、慢性咽炎等。

7. 儿科疾病

如夜啼、疳积、小儿多动症、小儿厌食症等。

8. 传染性疾病

如流行性感冒、病毒性肝炎、细菌性痢疾、小儿麻痹症等。

三、禁忌证

中医足疗法是一个大的概念，它包括足部按摩、推拿、浸泡、针刺、贴敷、磁疗等。这些常用的方法各有各的优势，对疾病有不同的禁忌。特别是针刺法，有很多的禁忌证，如下肢静脉血栓、各种急性发作的病症及危重患者等。其他的足疗方法则要求不是很严格。以下情况，不宜采用中医足疗法。

（1）足部皮肤有外伤、感染时，以及足部局部红肿、瘀血时。

（2）患有各种严重出血性疾病，如尿血、呕血、咯血等，以及有出血倾向的造血系统疾病，如血小板减少、过敏性紫癜等。

（3）结核病及其他传染性疾病的活动期。

（4）长期服用激素和极度疲劳者。

（5）急性心肌梗死、脑梗死病情不稳定者。

（6）严重细菌感染及各种急性中毒抢救期。

（7）精神极度紧张，大怒、大悲时。

（8）妇女月经期和妊娠期。

第一章 内科

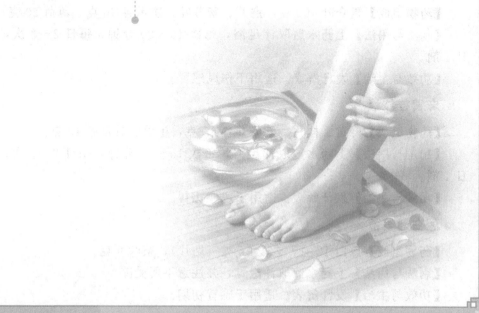

感 冒

感冒是临床上常见的内科疾病，以鼻塞、流涕、喷嚏、咳嗽、头痛、恶寒、发热、全身不适为主要症状。感冒轻者仅在鼻、鼻咽、咽喉等部位出现不舒适之感觉。该病的发病率较高，一年四季均可发病，以冬春季多见；可发生于任何年龄，以小儿发病率为高。

感冒起病较急，一般上呼吸道症状比较明显，如喷嚏、鼻塞、流涕等。发病1～2天后，会有咽痛、咽部异物感，甚至出现吞咽困难、咳嗽、声音嘶哑等症状，或咳少量白色黏痰。除上述症状外，还常伴发轻重程度不一的全身症状，如怕冷、发热、全身酸痛、疲软无力、腰痛、腹胀、食欲差，甚或出现呕吐、腹泻。一般全身症状较轻。中医把感冒分成风热感冒和风寒感冒两大类。风热感冒表现为发热明显，恶寒轻，鼻子发干、咽喉肿痛、口干喜冷饮、咳嗽吐黄痰、鼻塞少涕、出汗、头痛发胀等；风寒感冒以恶寒重、发热轻、鼻塞流清涕、咽喉微痒、喷嚏、咳清稀痰、少汗、周身酸痛等为主要症状。

一、药物足浴外用方

● 贯众液

【药物组成】贯众叶100克，荆芥、紫苏叶、防风各30克，薄荷20克。

【制法与用法】上药水煎取汁足浴，每次15～20分钟，每日2～3次，每日1剂。

【功效与主治】发汗解表。适用于伤风感冒。

● 麻黄桂枝液

【药物组成】麻黄、桂枝、紫苏叶各15克，生姜、甘草各10克。

【制法与用法】上药水煎取汁足浴，每次15～20分钟，每日2～3次，每日1剂。

【功效与主治】发汗解表。适用于风寒感冒。

● 葱白老姜液

【药物组成】葱白15克，老姜15克（切片），茶叶9克。

【制法与用法】上药水煎取汁泡脚，并注意不要受凉。

【功效与主治】发汗解表。适用于感冒初期。

- 荆防败毒液

【药物组成】荆芥、防风、羌活、独活、川芎各9克,白芷、柴胡、前胡、生姜各12克。

【制法与用法】将上药加入药锅中,加水适量,水煎后去渣取汁足浴,每次15~20分钟,每日2~3次,每日1剂。

【功效与主治】发汗解毒,祛风除湿。适用于外感风寒者。

- 香苏液

【药物组成】香附、紫苏叶各120克,陈皮60克,淡豆豉、甘草各30克。

【制法与用法】将上药加入药锅中,加水适量,水煎后去渣取汁足浴,每次15~20分钟,每日2~3次,每日1剂。

【功效与主治】理气解表。适用于外感风寒。

- 银翘液

【药物组成】金银花、连翘各50克,桔梗、薄荷各30克,淡豆豉、牛蒡子各20克,甘草10克。

【制法与用法】上药水煎取汁足浴,每次15~20分钟,每日2~3次,每日1剂。

【功效与主治】辛凉解表,清热解毒。适用于风寒感冒。

- 贯众防风液

【药物组成】贯众叶、防风各30克。

【制法与用法】上药水煎取汁足浴,每次15~20分钟,每日2~3次,每日1剂。

【功效与主治】发汗解表,祛风止痛。用于预防和治疗感冒。

- 羌活苍术液

【药物组成】羌活、苍术、生姜、白矾、紫苏叶各等量。

【制法与用法】上药共研细末,每次取10~30克置温水中浴足,浴毕后取药粉加适量米醋调为糊状敷双足心涌泉穴,每日2~3次,每日1剂。

【功效与主治】发汗解表。适用于感冒夹湿者。

- 生姜陈皮液

【药物组成】生姜、陈皮、苍耳、薄荷各30克。

【制法与用法】将上药加入药锅中,适量加水煎后去渣取汁足浴,每次15~20分钟,每日2~3次,每日1剂。

【功效与主治】发汗解表。适用于风寒感冒。

● 大葱生姜液

【药物组成】大葱、生姜各适量。

【制法与用法】上药水煎取汁浴足，每次15～20分钟，每日2～3次，每日1剂。另取葱、姜适量捣糊，加食盐少许调匀，浴后外敷双足涌泉穴，包扎固定，每2小时换药1次。

【功效与主治】发汗解表。适用于风寒感冒。

● 紫苏叶汤

【药物组成】紫苏叶60克，或大叶桉叶2500克。

【制法与用法】将紫苏叶或大叶桉叶加入药锅中，加水适量连煮3次，去渣取汁，混匀浴足。每次20分钟，每日1～2次。

【功效与主治】疏风散寒。适用于风寒感冒咳嗽，下肢作冷者。

● 草乌紫苏液

【药物组成】草乌10克，紫苏叶、木瓜、槟榔、防风、白矾各30克。

【制法与用法】上药水煎取汁，趁热浸洗双足，每日1次。

【功效与主治】疏散风寒。适用于风寒感冒。

● 竹叶辣椒根液

【药物组成】竹叶、辣椒根各30克。

【制法与用法】上药水煎取汁浴足，然后卧床盖被，微出汗即愈。

【功效与主治】发汗解表。适用于感冒初期。

● 芥末足浴方

【药物组成】芥末适量。

【制法与用法】将适量芥末置于温水中浴足，每日2～3次，每次15～30分钟。

【功效与主治】发表散寒。适用于风寒感冒。

二、药物足敷外用方

● 芥子蛋清糊

【药物组成】芥子30克。

【制法与用法】将芥子研为细末，用适量鸡蛋清调匀后外敷双足心涌泉穴。外用敷料包扎，胶布固定，每日1换，连续3～5天。

【功效与主治】宣肺疏风。适用于风寒感冒及小儿咳嗽。

- **黄栀僵蚕糊**

【药物组成】大黄、栀子、僵蚕各4份，牛膝2份，细辛1份。

【制法与用法】上药共研细末，每次用5～8克，以米醋调糊，敷于双足心涌泉穴，外覆伤湿止痛膏或塑料薄膜，固定4～6小时取下，可连续贴敷。

【功效与主治】解表退热。适用于感冒发热者。

【临床应用】苏世平等以此法治疗感冒发热者76例（体温在38.4～40℃），药后1小时体温降至正常者9例，2小时体温降至正常者27例，3小时以上体温降至正常者38例，无效者2例。体温降后复升者18例。最多敷3次。

- **《千金》水牛角散**

【药物组成】水牛角20克，冰片3克，生地黄30克，地龙5克。

【制法与用法】将水牛角研末，与后三味共捣匀，制成小饼，分敷于双涌泉穴及心窝、百会穴、劳宫穴（所敷时间，视热度而定）。

【功效与主治】清热解毒凉血。适用于温热之邪入于营血而发热夜甚者。

- **胡椒丁香膏**

【药物组成】胡椒、丁香各等份，葱白适量。

【制法与用法】二药共研细末，加葱白捣匀成膏，取适量外敷双足心涌泉穴。

【功效与主治】辛温解表。适用于风寒感冒。

- **芥子薄荷糊**

【药物组成】芥子90克，薄荷30克，蛋清（2枚量）。

【制法与用法】将芥子、薄荷研为细末，加蛋清（2枚）调匀成糊状，外敷双足心涌泉穴，包扎固定，每日1换。

【功效与主治】宣肺散寒。适用于风寒感冒。

- **豆豉连翘糊**

【药物组成】淡豆豉30克，连翘15克，薄荷9克，葱白适量。

【制法与用法】将前三味共研细末，每取20克，加葱白捣为糊状，外敷双足心涌泉穴，包扎固定，每日1换。

【功效与主治】发汗解表。适用于风热感冒。

- **南星米醋糊**

【药物组成】生南星30克，米醋适量。

【制法与用法】将生南星研为细末,加米醋适量调为糊状,外敷双足心涌泉穴,包扎固定,每日1换。

【功效与主治】发汗解表。适用于风寒感冒。

- 白矾小麦糊

【药物组成】白矾、小麦面粉、醋各适量。

【制法与用法】将白矾研为末,加小麦面粉适量,用醋或开水调为糊状,外敷双足心涌泉穴。并发惊厥时,加吴茱萸等份敷双手足心。

【功效与主治】消炎,止咳,平喘,止呕。适用于普通感冒。

【临床应用】治疗100多例普通感冒发热,一般于敷药后6小时开始降温,12～24小时体温降至正常;降温后不再回升。

- 南星雄黄饼

【药物组成】生天南星、雄黄各12克,米粉、白醋各适量。

【制法与用法】将二者研为细末,加米粉、白醋适量调糊压为饼,敷于双足心涌泉穴,连敷24小时。

【功效与主治】解表退热。适用于普通感冒。

- 吴茱萸白矾糊

【药物组成】吴茱萸、白矾各3克,蛋清适量。

【制法与用法】将二者共研细末,用蛋清调为稀糊状外敷双手心、双足心,每日1换。

【功效与主治】辛温解表。适用于感冒。

- 葱白菊花糊

【药物组成】葱白、菊花各20克,荆芥、连翘各12克,防风10克,柴胡6克。

【制法与用法】将药物捣汁或水煎成糊捣烂捏成饼,外敷于双足心涌泉穴、双手心劳宫穴、太阳穴、大椎穴、合谷穴上,每日1换。

【功效与主治】疏风解表。适用于感冒。

- 速效伤风胶囊贴

【药物组成】速效伤风胶囊6～7粒,麝香风湿膏或伤湿止痛膏2张。

【制法与用法】将胶囊取掉,将药粉分作两份,分别纳于麝香风湿膏或伤湿止痛膏中央,贴敷于双足心涌泉穴上,贴好后按摩1～2分钟,每日1换。

【功效与主治】疏风解表。适用于风热感冒。

- 附子面粉糊

【药物组成】生附子63克,面粉31克,葱16克,酒适量。

【制法与用法】将生附子研末,葱捣烂,与面粉一起加酒适量调为糊状,取适量敷于双足心涌泉穴。

【功效与主治】引热下行。适用于高热不退。

【临床应用】一般用药1小时后,高热自降。

- 蚯蚓糊

【药物组成】鲜蚯蚓数条。

【制法与用法】将鲜蚯蚓捣烂成糊状,外敷于双足心涌泉穴,1日数换,连续2～3天。

【功效与主治】清热解毒。适用于高热。

三、足疗综合外用方

- 风油精

【药物组成】风油精1毫升。

【制法与用法】将风油精加入温水20～30毫升中混匀,用棉球蘸药液涂擦双下肢及足心,边擦边揉,持续7～8分钟,15分钟后再进行第2次擦浴至体温下降至正常范围。

【功效与主治】解肌退热。适用于感冒发热。

- 葱薄黄酒汁

【药物组成】葱白125克,薄荷叶6克,黄酒125克。

【制法与用法】将葱白放入碗内,加入温开水半杯捣汁,再将黄酒炖开,冲薄荷叶1～2分钟后,倒出黄酒,去掉薄荷叶,连同葱汁和匀,取毛巾蘸汁,涂擦两手心、两肘弯、两太阳穴、两腘窝、尾闾骨两旁及前后胸肋骨间,擦时要均匀,轻重适度。

【功效与主治】疏风解表。适用于风热或风寒感冒。

- 葱姜搽方

【药物组成】葱白、生姜各30克,食盐6克,白酒1盅。

【制法与用法】将前三味药共捣成糊状,再将白酒加入调匀,然后用纱布包之,涂擦前胸、后背、手心、脚心及腘窝,涂擦一遍后,嘱患者安卧。

【功效与主治】解表退热。适用于感冒发热。

【临床应用】涂药后30分钟即有汗出,热渐退,全身自觉症状也随之减轻，次日可完全消失。治疗32例，均1～2日治愈。

支气管炎

支气管炎是由细菌、病毒感染或某些物理、化学因素长期刺激而引起的气管及支气管黏膜的急、慢性炎症。慢性支气管炎可由急性支气管炎转化而来，也可由支气管哮喘、支气管扩张等疾病导致的引流不畅，血供不充分或气管周围组织纤维增生引起。

急性支气管炎患者一旦受到不良刺激即发生剧烈咳嗽，有时有胸骨后烧灼样疼痛，并咳出黏液性痰。不良刺激包括冷空气、吸入刺激性气体。体位的改变也会引发咳嗽加剧。随着病程进展黏液性痰转为脓性痰，痰量也逐渐增加。可伴有发热、头痛、全身无力、食欲减退等症状。慢性支气管炎起病缓，病程长。主要症状有长期反复发作的咳嗽、咳痰和/或气喘，开始症状轻微，吸烟、接触有害气体、气候变化等则可引起急性发作或症状加重。多在冬季发病，春夏气候转暖时多可自然缓解。慢性支气管炎常伴有慢性咳嗽，晨起重，白天轻，晚间睡前会有阵咳或排痰；部分慢性支气管炎患者可因支气管平滑肌痉挛及痰液阻塞管腔而出现喘息，反复发作数年后，咳嗽、咳痰终年不断，如并发阻塞性肺气肿，则可伴有程度不等的气急，严重时稍有活动即喘息，生活难以自理；慢性支气管炎患者全身症状可有低热，严重感染时可出现高热，并伴有畏寒、头痛、无力、出汗等。

一、药物足浴外用方

● **鱼腥草液**

【药物组成】鱼腥草150克，细辛100克，麻黄50克。

【制法与用法】上方水煎浴足，每次15～30分钟，每日2～3次。每日1剂，连续3～5天。

【功效与主治】宣肺理气，清热化痰。适用于急性支气管炎。

二、药物足敷外用方

● **大蒜泥**

【药物组成】大蒜1枚。

【制法与用法】将大蒜捣为泥状，取捣后的大蒜如豆瓣大两团，分别置2张伤湿止痛膏中心，每晚洗足后贴双足心涌泉穴，每晚贴敷，翌晨揭去，连贴3～5次。

【功效与主治】化痰止咳。适用于小儿百日咳。

【临床应用】此方为小儿百日咳之方，移用于成人，无论风寒咳嗽、燥咳均获效果，贴后待足心有较强的刺激感时揭去，大多3～5次即愈。

- 桃杏木通糊

【药物组成】桃仁、杏仁、木通各10克，白胡椒25克，炒扁豆30克，黑木耳、鸡血藤、柴胡各6克，木香4克，木鳖子15克，沉香、巴豆、陈皮、甘草各3克，蛋清或凡士林适量。

【制法与用法】将上药研为细末混匀储瓶备用，每次6克，用蛋清或凡士林调敷双足涌泉穴，每天1换，7天为1个疗程，连续1～3个疗程。

【功效与主治】化痰止咳，宣肺理气。适用于急、慢性支气管炎。

- 白矾二丑面粉膏

【药物组成】白矾30克，牵牛子15克，面粉、米醋各适量。

【制法与用法】将白矾、牵牛子研为细末，加面粉、米醋适量调为膏状，每日晚上敷于双足心涌泉穴，敷料包扎固定，次晨去掉，10天为1个疗程，连续1～2个疗程。

【功效与主治】化痰止咳。适用于急性支气管炎。

- 木鳖鸡胆膏

【药物组成】木鳖子6克，胡椒、杏仁、牵牛子各7枚，鸡苦胆4个。

【制法与用法】将前4味药研为细末，加鸡苦胆汁调为膏状外敷双足心涌泉穴，外用敷料包扎，胶布固定，每日1换，连续3～5天。

【功效与主治】宣肺理气，清热化痰。适用于急性支气管炎。

- 杏仁木鳖散

【药物组成】杏仁、木鳖子、花椒、大黄各等份，麻油适量。

【制法与用法】将上药研为细末，睡前取12克，以麻油调敷双足心涌泉穴，盖上纱布，胶布固定，翌日去掉，连续3～7次。

【功效与主治】宣肺理气，化痰止咳。适用于急性支气管炎。

- 麻黄薄贴膏

【药物组成】麻黄50克，细辛、生半夏各30克，吴茱萸45克，猪牙皂90克，冰片5克，麻油500克，铅丹150克。

【制法与用法】将麻油加热，加前五味药炸枯，去药渣，熬油至滴水成珠，加铅丹搅拌均匀，候温加入冰片，拌匀，倾入冷水中去火毒，按中医传统方法制成薄贴膏备用，取穴双涌泉、膻中，每日1换。

【功效与主治】温经止咳。适用于肺寒咳嗽咳痰。

● 白矾米醋糊

【药物组成】生白矾30克，米醋适量。

【制法与用法】将生白矾研为细末，加适量米醋调为糊状，外敷双足心涌泉穴，每日1换，连续3～5天。

【功效与主治】收敛止咳。适用于慢性支气管炎久咳不止者。

● 椒桃鳖糊

【药物组成】白胡椒、桃仁、木鳖子各7枚，蛋清适量。

【制法与用法】将上药研末，加适量蛋清调为糊状外敷足心涌泉穴。每日1次，连用3～5天。

【功效与主治】宣肺止咳。适用于支气管炎。

● 麻黄白矾糊

【药物组成】麻黄120克，白矾60克，胡椒40粒，老姜30克，面粉、酒各适量。

【制法与用法】上方共研细末，加面粉少许用酒调匀，小火温热，如上法外敷双足心涌泉穴。

【功效与主治】温肺散寒，化痰止咳。适用于支气管炎肺寒咳嗽。

● 石膏二仁糊

【药物组成】石膏、桃仁、杏仁各30克，蛋清适量。

【制法与用法】将石膏、桃仁、杏仁研为细末，加适量蛋清调为糊状敷于双足心涌泉穴，双足交替使用，连续3～5天。

【功效与主治】清热宣肺，理气止咳。适用于支气管炎咳嗽。

● 芥子吴萸糊

【药物组成】芥子、吴茱萸各18克，雄黄6克，白凤仙花全草1株，白酒适量。

【制法与用法】将前三味药捣末，同白凤仙花全草捣烂混匀，加白酒适量调为稀糊状外敷于涌泉穴、肺俞穴、膻中穴，外以纱布包扎固定。

【功效与主治】温肺散寒，适用于寒咳。一般敷药24小时后症状即可减轻。

● 复方木鳖子散

【药物组成】木鳖子仁15克，桃仁10克，杏仁10克，白胡椒7枚，糯米5枚，蛋清适量。

【制法与用法】前五味共研细末，用蛋清调为稀糊状临睡前涂敷于双足心涌泉穴，次晨去掉。

【功效与主治】宣肺止咳。适用于慢性支气管炎咳嗽。

【注意事项】敷药期间忌烟、酒。

- 胡椒麻芥末

【药物组成】胡椒、麻黄各6克，芥子3克。

【制法与用法】将三者共研为末，分别贴敷于双足心涌泉穴及肺俞穴，每日1换，连续3~5天。

【功效与主治】化痰止咳。适用于咳嗽，痰清稀色白如泡沫者。

- 南星矾醋面糊

【药物组成】天南星12克，白矾6克，面粉、米醋各适量。

【制法与用法】将天南星、白矾研为细末，加适量面粉混匀，适量米醋调为糊状，外敷于双足心涌泉穴及大椎穴，每日1换，连续3~5天。

【功效与主治】化痰止咳。适用于支气管炎咳痰清稀者。

- 芥元桂枝末

【药物组成】芥子、延胡索各12克，桂枝6克。

【制法与用法】上方共研细末，分别贴敷于双足心、背心、胸口处，每日1换，连续3~5天。

【功效与主治】化痰止咳。适用于慢性支气管炎。

- 芥子白矾面粉糊

【药物组成】芥子、白矾各30克，面粉、米醋各适量。

【制法与用法】将芥子、白矾共研细末，装瓶备用。每取适量，加适量面粉混匀，米醋适量调糊，于每晚睡前贴于双足涌泉穴及定喘穴、天突穴，贴12小时后去掉，连续3~12次。

【功效与主治】化痰止咳。适用于慢性支气管炎。

- 杏夏葱蒜泥糊

【药物组成】杏仁、法半夏各等份，葱、大蒜各适量。

【制法与用法】将杏仁、法半夏研末，加葱、大蒜捣为饼状，先用温水洗脚后，将药饼贴于双足心涌泉穴，胶布固定，早晚各换药一次，3天为1个疗程。

【功效与主治】宣肺止咳。适用于外感咳嗽。

- 五味子姜汁糊

【药物组成】五味子12克，姜汁10克。

【制法与用法】将五味子研为细末,用姜汁调为糊状,外敷于双足涌泉穴、脐下丹田穴及命门穴,每日1换,连续3～7天。

【功效与主治】下气平喘。适用于肾虚咳喘。

- **半夏白矾面糊**

【药物组成】生半夏30克,白矾20克,面粉、食醋各适量。

【制法与用法】将生半夏、白矾研为细末,加适量面粉混匀,适量食醋拌成糊状,做两个药饼,蒸热,临睡前贴于双足心上,包扎固定,再以热壶熨之,晨起去掉。

【功效与主治】化痰止咳。适用于痰白咳嗽多痰者。

三、足疗综合外用方

- **热咳膏天灸法**

【药物组成】大蒜30克,栀子、桃仁各12克,杏仁、胡椒、牵牛子各7枚,鸡苦胆4个。

【制法与用法】将前6味药共捣烂如泥状,加鸡苦胆汁调匀,分别敷于双足心涌泉穴及肺俞穴,外加纱布覆盖,胶布固定,待局部有烧灼、刺痛感时,将药物除去,3天贴药1次,7次为1个疗程。

【功效与主治】清热化痰。适用于咳嗽,痰黄黏稠者。

呃逆（膈肌痉挛）

呃逆又称膈肌痉挛,是临床上常见的病症。本病多由饮食不节所致,也常常是某些疾病（胃、肠、腹膜、纵隔、食管疾患）的并发症,如果大病或久病之后出现呃逆,很可能是病势转危的征兆。

呃逆发作时不能自制,呃声频繁而短促,轻者可在持续数分钟至数小时后不治自愈,严重的昼夜不停。也有的呈间歇发作,迁延数日甚至数月不愈的顽固性呃逆,妨碍谈话、咀嚼、呼吸与睡眠等。

药物足敷外用方

- **吴萸苍桂糊**

【药物组成】吴茱萸、苍耳子各20克,龙眼肉5克,醋适量。

【制法与用法】将上药研为细末储瓶备用。每次 10 克，用醋调为稀糊状外敷双足心涌泉穴，外用敷料、胶布固定，每日 1 换，连续 3 天。

【功效与主治】温中降逆。适用于呃逆。

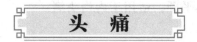

头痛是一种临床上常见的自觉症候群，可见于各种急慢性疾病，有时候也可单独出现。临床上常见于感冒、发热、感染性疾病、神经官能症、高血压病、颅内占位性病变、血管神经性疾病、缺氧等疾病。此外，内科、外科、神经科、精神科、五官科等疾病也常引起头痛。头痛的临床表现比较复杂，如血管神经性头痛常位于一侧，呈搏动性，多发生于女性，可由过敏、月经来潮等诱发，晨间发病较多；神经功能性头痛，头痛的部位一般为头顶或不固定。神经性头痛、偏头痛是比较常见的顽固性疾病，用足疗法常可获效。

药物足敷外用方

● 吴萸生姜糊

【药物组成】吴茱萸 16 克，生姜 31 克，酒少许。

【制法与用法】将吴茱萸研末，生姜捣烂，共炒热，喷一口酒于药上，包敷于双足心涌泉穴，每日 1 换。

【功效与主治】引热下行。适用于阴虚头痛，症见下午及夜间头痛剧者。

● 生姜糊

【药物组成】生姜 36 克。

【制法与用法】将生姜煮熟、打烂，左痛包敷右足心，右痛包敷左足心，每日 1 换。

【功效与主治】祛风止痛。适用于偏头痛。

● 巴豆糊

【药物组成】巴豆壳 6 克，巴豆仁 1 枚。

【制法与用法】将巴豆壳研极细末，加入巴豆仁共捣为糊，分为两份，分别置于 2 张伤湿止痛膏中心，外敷于双足心涌泉穴，每日 1 换，7 天为 1 个疗程。

【功效与主治】平肝潜阳。适用于肝阳头痛。

- 地龙升麻糊

【药物组成】地龙20克,升麻12克,法半夏10克,麝香0.3克。

【制法与用法】将前3味药共研为末,调入麝香混匀,敷贴于双足心涌泉穴及腰骶部,每日1换。

【功效与主治】清热平肝。适用于内伤头痛。

慢性腹泻

慢性腹泻是临床上常见的多发病,主要表现为黏液样便或脓血便、腹痛、腹泻或里急后重。本病病程缓慢,轻重不一,常反复发作或持续不愈。可见于任何年龄,但以青壮年多见。慢性腹泻一般是指慢性非特异性溃疡性结肠炎,其主要病变在直肠和乙状结肠。

腹泻是慢性腹泻主要临床表现,常反复发作,排便次数明显超过平时的频率,粪便性质个体差异较大,可能出现软便、稀糊便、水样便、黏液样便等,多伴有里急后重,晨间泄泻及餐后泄泻。腹泻严重者多伴有腹痛,痛时即泻,泻后疼痛减轻。疼痛性质多为隐痛或绞痛,疼痛位置多局限于左下腹或小腹。消化不良、食欲缺乏、上腹部饱胀感、恶心呕吐等也是本病常见的消化道症状。临床上查体可有左下腹压痛。常见的全身症状有发热、消瘦、乏力和贫血等。

一、药物足浴外用方

- 足药浴方

【药物组成】葛根50克,白扁豆、车前草各150克。

【制法与用法】上药水煎20~30分钟,去渣取汁,兑入温开水适量,使水温保持在30℃左右,浸泡足部(水面以超过脚踝为度)30~60分钟,每日2~3次,连续3天,每日1剂。

【功效与主治】清热利湿。适用于湿热型泄泻。

【临床应用】伤食型泄泻加莱菔子20克,脾虚型泄泻加凤仙花30克或桂枝50克,治疗97例,痊愈67例,有效26例,无效4例。总有效率95.8%。

- 艾叶足浴液

【药物组成】艾叶(或鲜野艾)250~300克。

【制法与用法】上药洗净加水1500～2000毫升，水煎待沸后去渣取汁，趁热置木盆内浴足10～15分钟，每日3～5次，水冷后，可再加热重复使用。每日1剂，连续3～5天。

【功效与主治】温中健脾。适用于风寒或食积泄泻。

- 茜草液

【药物组成】茜草30～60克。

【制法与用法】将茜草水煎取汁足浴，每日1剂，每日3次，每次1小时。

【功效与主治】温中散寒，理气除湿。适用于寒性泄泻。

- 艾叶足浴方

【药物组成】艾叶15克，胡椒、透骨草各10克。

【制法与用法】上药连煮3次，取汁混匀，候温浴足，每日3次，每次30～60分钟，每日1剂。

【功效与主治】温中健脾。适用于虚寒型腹泻、顽固性腹泻。

- 柞树皮液

【药物组成】柞树皮150克。

【制法与用法】上方加水煎煮2次，去渣取汁，二液合并，候温浴足，每次30～60分钟，每日1次，每日1剂，连续3～4天。老人可加白酒适量浸到膝盖为止，小儿浸至脚踝为止。

【功效与主治】清热利湿。适用于腹泻。

- 梧桐叶液

【药物组成】梧桐叶适量。

【制法与用法】上药加水适量煎数沸，浸浴双足。

【功效与主治】清热利湿。适用于湿热腹泻。

- 鲜莘草足浴液

【药物组成】鲜莘草500克。

【制法与用法】将上药洗净，加水2000毫升，煎至1500毫升。用上液浴足，每日早晚各1次，每日1剂，连用7～15天。

【功效与主治】通调肠道，疏通血脉，消瘀解毒，化腐生肌。适用于慢性结肠炎。

- 莘草苦参液

【药物组成】莘草、苦参各适量。

【制法与用法】上药加水2000毫升，煎至1500毫升，待温后浴足，每日早晚各1次，每日1剂，连用7～15天。

【功效与主治】清热利湿，健脾化滞。适用于湿热腹泻。

二、药物足敷外用方

● 栀子蛋清糊

【药物组成】栀子适量，蛋清适量。

【制法与用法】将栀子研为细末，与适量蛋清调匀，外敷双足心涌泉穴，每日1换。

【功效与主治】清热利湿。适用于湿热泄泻。

● 吴茱萸芥子糊

【药物组成】吴茱萸10克，芥子20克，米醋适量。

【制法与用法】上方共研为末，过100目筛，装瓶备用，每次取药末3克（小儿酌减），加适量米醋调成稀糊状，然后将药膏敷于一侧（男左女右）涌泉穴，24小时后揭去，皮肤若无变化，续敷第二次；若皮肤起疱或破皮，是邪气外达，经2～3天，待疱皮脱落后再敷第二次，4次为1个疗程，连续1～2个疗程。

【功效与主治】温中除湿健脾。适用于脾虚泄泻。

● 枯矾面醋糊

【药物组成】枯矾50克，面粉20克，米醋适量。

【制法与用法】将枯矾研为细末，加入米醋适量、面粉20克共调成稠糊状，分别涂布于涌泉穴、脐及止泻穴，外敷以纱布，胶布固定，每日换药3～5次。

【功效与主治】健脾利湿，收敛止泻。适用于久泻不愈、面黄神疲、少气懒言、食欲缺乏、脉虚弱等。

● 赤小豆糊

【药物组成】赤小豆、米酒各适量。

【制法与用法】将赤小豆研末，加米酒适量调为稀糊状外敷于双足涌泉穴，每日1换，连续3～5天。

【功效与主治】健脾止泻。适用于脾虚泄泻。

● 大蒜糊

【药物组成】大蒜适量。

【制法与用法】将大蒜煨热，捣烂成糊状，外敷于双足涌泉穴，每日1换，连续3～5天。亦可配合贴脐。

【功效与主治】温中止泻。适用于寒性泄泻。

● 二粉蛋清糊

【药物组成】绿豆粉、糯米粉、蛋清各适量。

【制法与用法】将二粉混匀，加入适量蛋清调为稀糊状，敷于双足涌泉穴及囟会穴，每日1换，连续2～3天。

【功效与主治】清热利湿。适用于暑湿泄泻。

● 五味茯苓糊

【药物组成】五味子12克，茯苓6克，老鹳草30克，姜汁适量。

【制法与用法】上药共研细末，用适量姜汁调为稀糊状，外敷于双足心涌泉穴、腰骶部和上巨虚穴，每日1换，连续3～5天。

【功效与主治】收敛健脾，利湿止泻。适用于久泻不止。

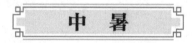

中 暑

中暑为夏季常见的急性热病，当外界气温超过35℃时，就有可能发生中暑。在夏天暑热或高温环境下工作，大量出汗，出现口渴、疲劳、四肢乏力、头昏眼花、胸闷、恶心、注意力不集中、四肢发麻时为先兆中暑。这时需要及时离开原来工作场地，若伴有发热（体温高于38℃）、面色潮红、皮肤灼热，或面色苍白、恶心呕吐、血压下降、皮肤湿冷、脉搏细弱者，为轻度中暑；若症状不见好转，反出现昏迷、痉挛或皮肤干燥无汗、持续高热者，为重症中暑，此时应及时进行抢救，以免危及生命。

一、药物足敷外用方

● 附子干姜糊

【药物组成】附子、干姜各20克。

【制法与用法】将二者共研细末，加温开水调为糊状，外敷于双足心30～60分钟。

【功效与主治】引热下行。适用于中暑汗多虚脱，四肢不温者。

- **吴萸地龙糊**

【药物组成】吴茱萸、广地龙、面粉、米醋各适量。

【制法与用法】将二者共研细末，加入适量面粉混匀，调入米醋适量为糊状，外敷于双足心涌泉穴，纱布包扎固定，每日1换，7日为1个疗程。

【功效与主治】清热化痰。适用于中暑头痛头晕，恶热心烦，面红气粗，口燥渴饮，汗多者。

二、足疗综合外用方

- **食盐揉法**

【药物组成】食盐1握。

【制法与用法】取食盐揉擦两手腕、两足心、两胁、前后心8处，擦出许多红点，即觉轻松而愈。

【功效与主治】清火凉血。适用于中暑。

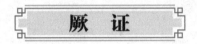

厥证是以突然昏倒，不省人事，面色苍白，四肢厥冷，不留后遗症为主要特征的一类疾病。本病发病突然，病后一般在短时间内苏醒，不会有偏瘫、失语、口眼㖞斜等后遗症。但是特别严重的，也可一厥不复而导致死亡。现代医学的休克、虚脱、昏迷、中暑、低血糖昏迷以及精神疾患等，均属本病范围。

一、药物足浴外用方

- **姜糟浴方**

【药物组成】生姜、酒糟各适量。

【制法与用法】将上药放入药锅内，加适量水煎煮后去渣取汁浴足，每晚1次，每次10～20分钟。

【功效与主治】温阳散寒。适用于晕厥。

- **灵仙伸筋液**

【药物组成】威灵仙、伸筋草各20克，当归15克，青盐25克。

【制法与用法】上药水煎取汁浴足，每晚 1 次，每次 10～30 分钟。

【功效与主治】温肾散寒。适用于晕厥。

二、药物足敷外用方

- **吴萸倍子糊**

【药物组成】吴茱萸 16 克，五倍子 3 克。

【制法与用法】将二药分别研末，各用水调。先用五倍子糊包敷寸口，使脉回阳，再用吴茱萸糊包敷双足心，每日 1 次。

【功效与主治】引热下行。适用于上吐下泻，腿脚转筋，手足逆冷，脉沉微欲绝者。

- **附子大蒜糊**

【药物组成】生附子 130 克，大蒜 120 克，醋适量。

【制法与用法】将生附子研末，大蒜去皮、捣烂，同加醋放入锅内加热熬稠，每次取 20 克，捣制成一个圆形五分硬币大小的药饼，趁热贴于双足心涌泉穴，冷后更换，一日数次。

【功效与主治】温阳化饮。适用于痰涎壅盛，肢厥昏迷。

- **附子酒曲糊**

【药物组成】生附子 6 克，好酒曲 9 克。

【制法与用法】将二药共研细末，加清水适量调为稀糊状外敷双足心，每日 1 换。

【功效与主治】活血温阳。适用于厥证脚冷如冰。

三、足疗综合外用方

- **吴茱萸热熨方**

【药物组成】吴茱萸 75 克，白酒适量。

【制法与用法】将吴茱萸研碎，加白酒适量拌湿，布袋两个分包，蒸透，多熨两足心涌泉穴，并熨脐下，候气透手足暖为度。亦可加面粉、食盐、葱白等份，同炒，热熨，冷则更换。

【功效与主治】温阳散寒。适用于伤寒证不能分阴阳，目定口呆，不省人事，身热，大小便不通而无汗者。

癔 病

癔病又名歇斯底里，是由精神因素或经暗示而引起的一类精神障碍。多发于青年女性。该病属于神经官能症的一种特殊类型，易接受暗示或自我暗示，易受外界环境的影响，情感反应强烈，患者自制力差，不沉着，易冲动，任性烦躁，一旦遇有不愉快的事情即可发病，可分为两类：兴奋占优势的患者会大哭大笑，易激动，吵闹，胡言乱语；抑制占优势的患者情绪低落，闭目不语，失语，失明，肢体瘫痪，感觉减退或消失。该病患者症状虽然很多，但是不伴器质性病变。本病发病病程短且易反复发作，但是一旦治愈，不会留后遗症。

一、药物足敷外用方

● 龙胆吴茱萸糊

【药物组成】龙胆20克，吴茱萸12克，土硫黄6克，朱砂0.5克，白矾3克，小蓟根、凡士林各适量。

【制法与用法】将前5味药共研细末，小蓟根捣汁，混匀，加凡士林适量调为稀糊状外敷双足心涌泉穴，每日1次。

【功效与主治】疏肝解郁，宁心安神。适用于脏躁、癔病。

● 参远百合膏

【药物组成】丹参12克，远志12克，百合6克，米醋适量。

【制法与用法】上药共研细末，加米醋适量调为膏状，外敷于双足心涌泉穴和三阴交穴，每日1换。

【功效与主治】宁心安神。适用于情志内伤所致的脏躁。

二、足疗综合外用方

● 艾桂白芷液

【药物组成】艾叶20克，肉桂10克，白芷10克。

【制法与用法】上方水煎去渣取汁，取一块洁净纱布浸泡其中，浸湿后取出擦洗双足涌泉穴，每日1次，每次10～20分钟。

【功效与主治】引火归原。适用于失语属虚火上浮者。

喘证（支气管哮喘）

喘证是以呼吸急促，甚至张口抬肩、鼻翼扇动为特征的一组综合征，是某些能导致呼吸困难的急慢性疾病的主要临床表现。最常见的是支气管哮喘，其发病病因复杂，目前认为主要是在遗传的基础上受到体内外某些因素的刺激而产生，其重要的生理病理基础是气道的高反应性。而外界的刺激因素有植物花粉、动物皮屑及羽毛、室内粉尘、鱼、虾以及化学药品等。

根据诱发因素的不同，一般将支气管哮喘分为过敏性哮喘、感染性哮喘、运动性哮喘、药物性哮喘和混合性哮喘，而临床上常见的基本上都属于混合性哮喘。对于哮喘来说，目前尚无理想的治疗方法，可以采用足部疗法来辅助治疗。

药物足敷外用方

- **白矾面粉酒糊**

  【药物组成】白矾30克，面粉、米酒各适量。

  【制法与用法】将白矾研末，与面粉、米酒各适量调匀为糊状，外敷双足心涌泉穴，每日1换。

  【功效与主治】化痰平喘。适用于哮喘。

- **天白姜汁糊**

  【药物组成】天南星、芥子各30克，姜汁适量。

  【制法与用法】将天南星、芥子共研细末，加姜汁适量调匀成糊状，分别涂布于双涌泉穴、中脘穴，干后则换，每日3～5次。

  【功效与主治】温肺化痰。适用于痰喘上气。

- **白矾米粉糊**

  【药物组成】生白矾、米粉各30克，米醋适量。

  【制法与用法】将生白矾与米粉30克共研细，加适量米醋调为稀糊状外敷双足心涌泉穴，每日1换。

  【功效与主治】健脾化痰。适用于哮喘。

- **定喘膏**

  【药物组成】生麻黄、生半夏、吴茱萸、芥子、白矾等。

【制法与用法】上药按一定比例共研极细末，以30％二甲基亚砜调为稀糊状备用。每取直径0.5～1厘米大小一团置伤湿止痛膏中央，分别敷贴于双足心涌泉穴，每日1换，半个月为1个疗程。

【功效与主治】化痰定喘。用于气促喘息。

● 杏仁木鳖糊

【药物组成】杏仁、木鳖子、大黄、花椒各等份，麻油适量。

【制法与用法】将上药共研细末，储瓶备用。每次取12克，睡前用麻油调敷于双足心涌泉穴，外用纱布包扎固定，翌日去掉，连续3～7日为1个疗程。

【功效与主治】宣肺理气，化痰平喘。适用于咳嗽痰多之哮喘。

● 南星白矾醋糊

【药物组成】生天南星、白矾各30克，面粉15克，米醋适量。

【制法与用法】将生天南星、白矾研细末，加入面粉15克混匀，用适量米醋调成药饼两个，置锅内蒸热，敷于双足心涌泉穴，2小时后取下。

【功效与主治】燥湿化痰。适用于痰喘，喉中痰声辘辘者。

● 蓖麻石蒜糊

【药物组成】蓖麻仁10克，石蒜1个。

【制法与用法】将蓖麻子取壳留仁，与石蒜共捣烂如泥糊状，敷贴于双足心涌泉穴，包扎固定，8小时一换，每日1次，7天为1个疗程。

【功效与主治】清热化痰。适用于痰热壅肺之咳喘。

● 川椒醋糊

【药物组成】花椒10克，米醋适量。

【制法与用法】将花椒研细末，用适量米醋调为糊状，外敷双足心涌泉穴，每日1换，5～7天为1个疗程。

【功效与主治】下气平喘。适用于支气管哮喘。

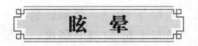

眩 晕

眩是眼花，晕是头晕，二者常同时出现，故称之为"眩晕"。发作时有旋转感、摇摆感和漂浮感，主要是由迷路、前庭神经、脑干及小脑病变引起的。一般临床上常见的眩晕多由梅尼埃病、贫血、高血压、动脉硬化、神经官能症引起。临床上将眩晕分为周围性眩晕和中枢性眩晕。

中枢性眩晕常见的有摇摆感、地动感、倾斜感，或者头昏脑涨，头重脚轻，脚步虚浮感。眩晕程度较轻，持续时间可达数周以上，较少伴有耳鸣、耳聋。

周围性眩晕常为发作性，多呈旋转型或上下左右晃动，程度较剧烈，持续时间短，从数秒、数分钟至数日，很少超过数周。常伴有耳鸣、耳聋、听力减退，水平或略带旋转的眼球震颤，其眼球震颤的程度与眩晕的程度相一致。

药物足敷外用方

- **眩晕糊**

【药物组成】胆制吴茱萸 100 克，龙胆 50 克，土硫黄 20 克，朱砂 15 克，白矾 30 克，小蓟根汁适量。

【制法与用法】先将前 5 味药共研为末，加入小蓟根汁，调和成糊状，外敷于脐、双足心涌泉穴，每穴 5～15 克，外用敷料、胶布固定，2 日 1 换，1 个月为 1 个疗程，一般 7～10 天见效，2～3 个月治愈。

【功效与主治】平肝潜阳。适用于肝阳上亢所致的眩晕、头角阵痛、呕吐、烦躁易怒或耳鸣多梦、颜面潮红等。

- **吴茱萸肉桂散**

【药物组成】吴茱萸 20 克，肉桂 20 克，米醋适量。

【制法与用法】将上药共研细末，用适量米醋调匀，捏成饼状，于睡前贴敷于双足心涌泉穴，外以青菜叶或树叶包扎，纱布、胶布固定，次晨取下，连续 3～5 次。

【功效与主治】引热下行，温阳益气。适用于眩晕耳鸣，烦躁多梦，面时潮红者。

- **吴茱萸糊**

【药物组成】吴茱萸、米醋（凡士林）适量。

【制法与用法】将吴茱萸研为细末，用米醋或适量凡士林调为糊状，外敷于双足心涌泉穴，每日 1 换，连续 10～15 天。

【功效与主治】引热下行。适用于眩晕耳鸣，烦躁多梦，面时潮红者。

- **附子生地糊**

【药物组成】盐附子、生地黄各等份。

【制法与用法】将盐附子、生地黄共研细末，用开水适量调为糊状，外敷于双足心涌泉穴，每日1换，连续10~15天。

【功效与主治】养阴清热，交通心肾。适用于眩晕健忘，腰膝酸软，五心烦热，多梦少寐者。

- 桃杏栀椒糊

【药物组成】桃仁、杏仁各12克，栀子3克，胡椒7粒，糯米14粒，蛋清适量。

【制法与用法】将上药共研细末，加蛋清适量调为糊状，外敷于双足心涌泉穴，包扎固定，每晚1次，双足交替使用，6次为1个疗程，连续1~2个疗程。

【功效与主治】清热平肝。适用于头晕头胀，头重脚轻，心悸乏力，头面烘热，下午为甚者。

慢性胃炎

慢性胃炎是由不同病因所引起的一种慢性的胃黏膜炎症。其发病率在所有胃病中居首位。慢性胃炎的发病原因很多，但是一般认为其发病与饮食关系最为密切，如长期饮用烈性酒、饮浓茶、喝咖啡、吸烟过度、嗜食辛辣食物等，或吃东西不细嚼慢咽，暴饮暴食，导致粗糙食物进入胃内反复损伤胃黏膜，经常口服一些对胃黏膜有损害的药物，均可导致本病的发生。临床上把慢性胃炎分为浅表性胃炎、萎缩性胃炎和肥厚性胃炎三种。

慢性浅表性胃炎最常见的症状是上腹部隐痛、食后饱胀、食欲缺乏、嗳气等，浅表性胃炎的疼痛一般无规律，也与饮食无关，疼痛性质一般为弥漫性上腹部灼痛、隐痛、胀痛等。

药物足敷外用方

- 吴茱萸米醋糊

【药物组成】吴茱萸适量。

【制法与用法】将吴茱萸研为细末，醋调为稀糊状，外敷于双足心涌泉穴，一昼夜换药一次，连续数日。

【功效与主治】温中止痛。适用于心口疼痛，手不可近。

呕 吐

呕吐是由于胃失和降，气逆于上所引起的病症。人们习惯于把有声有物谓之呕，有物无声谓之吐，有声无物谓之干呕。其实，呕与吐常常同时发生，很难截然分开，所以一般并称为"呕吐"。在临床上很多疾病都可以引起呕吐，如神经性呕吐、胃炎、幽门痉挛或梗阻、胆囊炎等。

中医认为，胃主受纳和腐熟水谷，其气主降，以下行为顺，若邪气扰胃或胃虚失和，气逆于上，皆可发生呕吐，因此，理气降逆是治疗大法，可选用下列足疗法。

药物足敷外用方

● 胡椒葱白饼

【药物组成】胡椒1克，葱白、铅丹各适量。

【制法与用法】将胡椒研末，加捣烂的葱白和匀做成两丸，加铅丹为衣，压成饼状，将患者双足洗净，贴敷于双足心涌泉穴，每日1换。

【功效与主治】温中止呕。适用于寒性呕吐。

● 天南星糊

【药物组成】天南星、米醋各适量。

【制法与用法】将天南星研末，加适量米醋调为糊状，外敷双足心涌泉穴，每日1换。

【功效与主治】健脾温中。适用于吐泻不止。

● 地龙糊Ⅰ方

【药物组成】活地龙（蚯蚓）数条。

【制法与用法】将活地龙捣烂如泥，敷双足心涌泉穴，用纱布包扎半小时后即可见效。

【功效与主治】清热止呕。适用于肝气犯胃及胃热引起的呕吐。

● 地龙糊Ⅱ方

【药物组成】鲜地龙若干条，白砂糖、面粉各适量。

【制法与用法】将鲜地龙洗净泥土，撒上白砂糖，顷刻化为糊状，再加面粉适量调为药饼，外敷双足心涌泉穴，每日1换。

【功效与主治】清热止呕。适用于热性呕吐。

- **地龙糊Ⅲ方**

【药物组成】干地龙15克。

【制法与用法】将干地龙研为细末，用开水调成糊状，外敷于双足心涌泉穴，每日1换。

【功效与主治】清热止呕。适用于热性呕吐。

胃下垂

胃下垂是指胃的纵轴向下延长，胃的下极明显降低，甚者可低达骨盆腔。根据其下垂程度的不同，在临床上将其分为轻、中、重三度：胃小弯切迹低于髂嵴连线水平1～5厘米者为轻度、低于6～10厘米者为中度、低于11厘米以上者为重度。

本病多见于妇女，其中多生育者更为常见，亦见于瘦长体型者。本病的主要临床表现有食后腹部饱满和坠胀感，有时剧痛，患者自觉腹内有振水音，平卧后这种感觉即消失。常有嗳气、便秘、食欲缺乏、自觉口中有臭气等，全身营养状况较差，精神不振，容易疲劳，严重者常伴有头晕、失眠等症，部分患者常合并肝肾下垂、消化性溃疡、慢性胃炎等。

中医认为，本病多属中气不足，脾胃亏虚，当以补中益气、升阳举陷为治，可选用以下足疗方。

药物足敷外用方

- **三子膏**

【药物组成】附子120克，五倍子90克，大麻子150克，细辛10克。

【制法与用法】先将上药分别捣烂，再混合研匀，储瓶内备用。先用生姜将涌泉穴和百会穴按擦至发热为度，再取上药适量制成1.5厘米、1厘米的药饼分别贴于百会穴和涌泉穴上，外覆伤湿止痛膏，用纱布包扎固定，2日换药1次，3次为1个疗程，休息3天后再行下1个疗程，连续1～3个疗程。

【功效与主治】温肾益气。用治胃下垂。

腹 痛

腹痛是指胃脘以下、耻骨毛际以上部位发生的疼痛而言。许多因素如外邪侵袭、寒邪直中或虫积、食滞或气滞血瘀等，均可引起腹痛。

中医认为，腑气以通为顺，因此，理气通腑为重要的治疗方法，可选用以下足疗处方。

足疗综合外用方

● 吴茱萸熨方

【药物组成】吴茱萸75克，白酒适量。

【制法与用法】将吴茱萸用适量白酒拌匀，用绢布包成3包，蒸20分钟左右，趁热以药包熨脐下、双足心涌泉穴，药包冷则更换，每日2次，每次30分钟，或以腹痛缓解为度。

【功效与主治】暖肝散寒，温阳益肾。适用于寒凝腹痛，尤其对少腹绞痛效果较好。

● 葱麸食盐熨方

【药物组成】葱白头250克，麸皮、食盐各100克，吴茱萸75克，白酒适量。

【制法与用法】将上药炒烫后分装数袋，热熨脐下及足心，药包冷则更换，每日2次，每次30分钟，或以腹痛缓解为度。

【功效与主治】温中散寒。适用于寒凝腹痛。

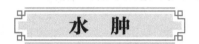

水 肿

水肿是指体内水液潴留，泛溢肌肤，从而引起头面、眼睑、四肢、腹背甚至全身水肿。严重者可伴有胸水、腹水等。许多疾病如急慢性肾炎、充血性心力衰竭、肝硬化、内分泌失调以及营养障碍等均可引起水肿。

中医认为，人体水液的运行依靠肺气的通调、脾气的转输、肾气的开阖，从而使三焦能够发挥决渎作用，使膀胱之气畅行，小便通利。因此，以肾为本，以肺为标，以脾为治水之脏，实为治疗水肿的关键所在。可选用以下足疗处方。

药物足敷外用方

- **鲜莎草糊**

【药物组成】鲜莎草适量。

【制法与用法】将上药捣烂，敷于双足心涌泉穴及关元穴，每日1换，连续3~5天。

【功效与主治】健脾利湿。适用于水肿，小便短少。

- **鲜萘草糊**

【药物组成】鲜萘草适量。

【制法与用法】将上药捣烂，于临睡前敷于双足心涌泉穴，次日去掉；另以药膏加盐卤适量，纱布包裹，敷脐，外用胶布固定；以后重复以白天敷脐，晚上敷涌泉穴，连续7天为1个疗程。

【功效与主治】清热利湿。适用于水肿，小便短少。

- **蓖麻石蒜泥**

【药物组成】鲜石蒜根9克，蓖麻子适量。

【制法与用法】将蓖麻子去壳，与鲜石蒜根同捣为泥，摊于布上，贴于双足心扎紧，约5小时，大便可泻出水液。

【功效与主治】下气行水。适用于腹水。

- **猪殃殃糊**

【药物组成】鲜锯锯藤全草（猪殃殃）31克，枯矾3克。

【制法与用法】将上药共捣烂，外敷双足心涌泉穴约1小时。

【功效与主治】清热利湿。适用于阴部水肿。

- **白矾糊**

【药物组成】白矾31克，米醋适量。

【制法与用法】将白矾研末，加米醋适量调为糊状，外敷双足心涌泉穴，每日1换。

【功效与主治】收敛除湿。适用于阴部水肿。

尿毒症

尿毒症是进行性慢性肾功能衰竭的终末阶段，是多种肾脏疾病晚期出现的严重综合征。临床以水肿、少尿、尿闭、恶心、呕吐为主要表现。慢性肾功能衰竭依据其病程可分为肾功能不全代偿期、氮质血症期及尿毒症期。代偿期由于症状不明显，不需特殊处理而常被忽视；肾功能不全继续进展，进入尿毒症期时，由于病情严重，多采取透析法为主的综合治疗方法来维持生命。因此如何改善和恢复肾功能、延长患者生命是目前医学界的主要研究课题。可选用以下中医足疗处方辅助治疗。

药物足浴外用方

● 足浴发汗方

【药物组成】花椒、红花、苍术、细辛、防风、羌活、独活、麻黄、桂枝、艾叶各25克。

【制法与用法】上方加水煮沸15分钟后倒入水桶中，待温时将双脚浸入水中，然后逐渐加热水，直到水桶加满水为止，共浸泡40分钟，使周身汗出，每日1次。

【功效】发汗解表，温经利水。

【临床应用】治疗尿毒症患者3例，疗效满意。一般用此法1次即可汗出，随着足浴次数的增加，尿量也逐渐增多，经过10～15次治疗，尿量可达到（2000±500）毫升。北京中日友好医院重复使用此方，每天1次，每次1～2小时，10天为1个疗程，如无不适，间隔一周后重复下一疗程，患者用后，感觉身体清爽，精神好转，食欲增进，小便增多。

● 足浴去浊方

【药物组成】麻黄、桂枝、细辛、附子、羌活、防风、当归、苍术、生艾叶、益母草各20克。

【制法与用法】药物煎30分钟，取汁2000毫升，将双足浸泡30分钟左右，使全身有温热感或全身微汗即可。每日2次，2周为1个疗程，休息3天再进行下一疗程。

【功效】通利肺气，利湿去浊。

【临床应用】对尿毒症早、中期中药足疗与西药治疗相结合,有一定的疗效。但尿毒症晚期,此法疗效不够满意,患者宜早行血液透析或肾脏移植。

● 麻黄桂枝细辛汤

【药物组成】麻黄、桂枝、细辛、羌活、独活、苍术、白术、红花各30克。

【制法与用法】药物加水煮沸20分钟。待温度合适后足浴30分钟左右,使周身汗出。每日1次或隔日1次,连续3～10次。

【功效与主治】宣肺利水。适用于尿毒症眼睑水肿,继则四肢及全身皆肿,关节酸重。

● 芪防二子汤

【药物组成】黄芪、防风、牛蒡子、车前子各30克。

【制法与用法】水煎取汁1500毫升。待温度适宜时足浴,每日两次,每次30～60分钟,每日1剂,连续7～10天。

【功效与主治】健脾利湿,通阳利水。适用于尿毒症全身水肿,按之没指,小便短少,身体重而困倦,胸闷,纳呆,泛恶。

● 二姜二苓汤

【药物组成】干姜、高良姜、茯苓、猪苓各30克。

【制法与用法】水煎取汁1500毫升。待温度适宜时足浴,每日两次,每次30～60分钟,每日1剂,连续7～10天。

【功效与主治】温运脾阳,以利水湿。适用于尿毒症水肿,腰以下为甚,按之凹陷不易恢复,纳减便溏,面色萎黄,神倦肢冷,小便短少。

● 麻黄附子细辛汤

【药物组成】麻黄、附子、细辛、桂枝、防风、羌活、独活、苍术、生艾叶各20克。

【制法与用法】水煎取汁1500毫升。待温度适宜时足浴,然后逐渐加热水,共浸泡40分钟,使周身汗出。每日1次,6次为1个疗程,连续3～5个疗程。

【功效与主治】温肾助阳,化气行水。适用于尿毒症面浮肢肿,以腰以下为甚,按之凹陷不易恢复,心悸气短,腰部冷痛酸重,尿量减少,四肢不温,怯寒神疲,面色灰滞或淡白。

癃 闭

癃闭是以排尿困难，甚至小便闭塞不通为主症的疾患，其中又以小便不畅、点滴而短少、病势较缓者为癃；小便闭塞、点滴不通、病势较急者为闭。一般合称为"癃闭"。现代医学里各种原因引起的尿潴留以及因肾功能衰竭所引起的无尿症等，均属本病范畴。

中医认为，本病的主要病变在膀胱，与三焦气化有关，因而当以调畅三焦气机、通利膀胱为法。可选用以下足疗处方。

一、药物足浴外用方

- **皂角葱头糊液**

【药物组成】皂角、葱头各60克，王不留行20克。

【制法与用法】将上药放入药锅内，加适量水煎煮去渣取汁，置浴桶中，浸坐其中浸洗小腹及下肢，久之热气内达，小便即通。

【功效与主治】活血通络，行气开闭。适用于癃闭。

- **菟丝韭菜液**

【药物组成】菟丝草（金丝草）1握，韭菜根头适量。

【制法与用法】上药水煎取汁，置浴桶中，浸坐其中浸洗小腹及下肢，久之热气内达，小便即通。

【功效与主治】温肾益气。适用于癃闭。

- **瓦松液**

【药物组成】瓦松适量。

【制法与用法】将瓦松放入药锅内，加适量水煎煮去渣取汁，置浴桶中，浸坐其中浸洗小腹及下肢，久之热气内达，小便即通。

【功效与主治】清热利湿。适用于癃闭。

二、药物足敷外用方

- **大蒜麻子糊**

【药物组成】大蒜5头，大麻子50粒。

【制法与用法】将大麻子去壳留仁，与大蒜共捣为泥，临睡前敷双足心涌泉穴，次晨去掉，晚上再敷，以小便利为止。

【功效与主治】行气利水。适用于癃闭。

- **白矾糊**

【药物组成】白矾 31 克，米醋适量。

【制法与用法】将白矾研末，加适量米醋调为糊状，包敷双足心涌泉穴，每日 1 次。

【功效与主治】下气利水。适用于癃闭。

- **水仙蓖麻糊**

【药物组成】水仙头 1 个，蓖麻子 30 粒。

【制法与用法】将蓖麻子取壳留仁，同水仙头共捣烂为糊，外敷双足心涌泉穴，每日换药 2～3 次。

【功效与主治】下气利水。适用于小便不能，少腹胀急。

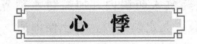

心 悸

心悸是指患者心中悸动不安，甚则不能自主的一种自觉症状。一般多是阵发性，每因情志波动或劳累而使疾病发作或加重，现代医学中各种心脏病引起的心律失常，以及贫血、神经衰弱等以心悸为主症时，均属本病范畴。本病常与精神因素、心血不足、心阳衰弱、水饮内停、瘀血阻络有关。治当调养心神，温阳化饮，活血通络。可选用以下足疗处方。

一、药物足浴外用方

- **芥末浸浴方**

【药物组成】芥末 200～500 克。

【制法与用法】将芥末先以少量水调成糊状，直至出现芥末油气味，倒入浴盆，冲入热水适量浴手、足，每日 1 次，每次 10～30 分钟。

【功效与主治】活血通络。适用于冠心病心悸、心绞痛。

【临床应用】芥末浸浴对皮肤有强烈的刺激感，使皮肤血管扩张充血，有增强新陈代谢和减轻疼痛的作用。此外，尚用于支气管哮喘、感冒的治疗。

二、药物足敷外用方

● 复律散

【药物组成】三七30克,琥珀20克,肉桂15克,冰片10克,菜油适量。

【制法与用法】将上药共研为末,过120目筛,装入瓶中,密封备用。使用时每次取3～5克药末,加适量菜油调成糊状,取双侧涌泉穴、足三里穴、心俞穴,将糊状药物分别贴于各穴,直径1～2厘米,厚0.5～1厘米,外盖纱布,再用胶布固定,24小时更换一次,10天为1个疗程。

【功效与主治】温阳益气,活血化瘀。适用于心房纤颤。

● 天南星川乌糊

【药物组成】天南星、川乌各等份,黄蜡适量。

【制法与用法】将天南星、川乌共研细末,加黄蜡调匀,摊于手足心,每日1次,晚敷晨取,10次为1个疗程。

【功效与主治】温通心阳。适用于心悸。

● 大蒜桃仁糊

【药物组成】大蒜60克,桃仁30克,冰片、巴豆各20克,蛋清适量。

【制法与用法】将上药共捣烂,加蛋清适量调糊,装入油纱布袋内,烘热,敷双足心涌泉穴5分钟即可。

【功效与主治】宁心益肾,活血通络。适用于冠心病微觉心悸不舒。其敷药时间可适当延长,以自觉症状消失为度。

高血压病

高血压病是指在静息状态下动脉收缩压和/或舒张压增高（≥140/90毫米汞柱）,常伴有脂肪代谢和糖代谢紊乱以及心、脑、肾和视网膜等器官功能性或器质性改变,以器官重塑为特征的全身性疾病。休息5分钟以上、2次以上非同日测得的血压超过140/90毫米汞柱可以诊断为高血压。临床上很多高血压患者特别是肥胖型常伴有糖尿病,而糖尿病也较多的伴有高血压,因此将两者称为"同源性疾病"。糖尿病患者由于血糖增高,血浆黏稠度增加,血管壁受损,血管阻力增加,易引起高血压。由此可知高血压与糖尿病都与高血脂有关,因此防治高血压病与糖尿病都应该同时降血压、调节血脂。

由于高血压是慢性疾病，治疗过程比较长，因而临床上多采用中西医结合的方法。作为辅助治疗的一种方法，可选用以下足疗处方。

一、药物足浴外用方

- 磁石降压煎剂

【药物组成】磁石、石决明、党参、黄芪、当归、桑枝、枳壳、乌药、蔓荆子、蒺藜、白芍、炒杜仲、牛膝各6克，独活18克。

【制法与用法】将上方水煎取汁浴足1小时，每天1次，1剂可用2～3次。用药1～3次血压即可降至正常，正常后即停药。

【功效与主治】平肝潜阳。适用于高血压病。

- 二桑煎剂

【药物组成】桑枝、桑叶、芫蔚子各10～15克。

【制法与用法】上药加水1000毫升煎至600毫升，在40～50℃水温下浴足30～40分钟，洗足擦干后就寝，每晚1次。

【功效与主治】清热泻肝。适用于高血压病。

【临床应用】一般浴足30分钟后开始降压，1小时后作用最强，维持4～6小时。若8小时后血压有回升，可煎汤第二次熏洗，一般经1～2次治疗可恢复到平时的基础血压。

- 钩藤浸液

【药物组成】钩藤20克。

【制法与用法】将钩藤剪碎，布包（可加少量冰片），于每日晨起和晚睡前放入盆或桶内，加温水浴足，每次30～45分钟，可不断加热水，以保持水温，每包用1天，10天为1个疗程。治疗前一天停用降压药，治疗期间不用降压药。

【功效与主治】清热平肝。适用于高血压病。

- 二枝桑叶液

【药物组成】桂枝15克，桑枝30克，桑叶15克。

【制法与用法】将上药水煎取汁，浸泡双足，每日1剂。

【功效与主治】清热平肝，活血通脉。适用于高血压病，症见头痛、头晕、耳鸣。

- 钩藤白矾方

【药物组成】钩藤30克，白矾60克。

【制法与用法】上方水煎至白矾溶化后,趁热浸泡双足,早晚各1次,每次30分钟,每日1剂。

【功效与主治】清热平肝。适用于高血压病。

- 牛膝钩藤液

【药物组成】牛膝、钩藤各30克。

【制法与用法】将上药水煎药液半脸盆,可不断加热水以保持水温,加至盆满为止。每日晨起和晚睡前浴足,每次30~40分钟,以不适症状减轻或消失为1个疗程,连续1~2个疗程。

【功效与主治】平肝潜阳,引热下行。适用于高血压病。

- 决明降压液

【药物组成】石决明24克,黄芪、当归、牛膝、生牡蛎、白芍、玄参、桑枝、磁石、补骨脂、牡丹皮、乌药、独活各6克。

【制法与用法】上方共放入药锅同煎,其中石决明、生牡蛎、磁石先煎30~60分钟,取其煎液稀释后浴足,每次1小时,每日1次。

【功效与主治】平肝潜阳。适用于高血压病。

- 夏枯草液

【药物组成】夏枯草30克,钩藤、菊花各20克,桑叶15克。

【制法与用法】将上药加入药锅内,加适量水煎煮,去渣取汁浴足,每日1~2次,每次10~15分钟,每日1剂。

【功效与主治】平肝潜阳,清热安神。适用于高血压病。

- 罗布麻降压液

【药物组成】罗布麻叶、牡蛎各15克,豨莶草、首乌藤、吴茱萸各10克。

【制法与用法】将上药加入药锅中,加适量水煎煮,去渣取汁浴足,每日1~2次,每次10~15分钟,每日1剂。

【功效与主治】镇肝息风,滋阴潜阳,补脑安神。适用于高血压病。

- 地肤公英液

【药物组成】地肤子、蒲公英各500克,硫黄、雄黄各50克。

【制法与用法】上药加水浸泡10~15分钟后水煎取汁,兑入温水中浴足,每日1~2次,每日1剂。

【功效与主治】引热下行。适用于高血压病。

- 白矾足浴液

【药物组成】白矾100克。

【制法与用法】将白矾研为细末，置于沸水中溶化，候温浴足，每次30～60分钟，每日3次（使用时需再加温），每日1剂。

【功效与主治】清热化痰。适用于高血压病。

- **二桑芹菜液**

【药物组成】桑叶、桑枝各50克，芹菜100克。

【制法与用法】将上药加水煎煮，得滤液约半脸盆，临睡前趁温浴足，浸至水冷为止，每日1次，每日1剂。

【功效与主治】平肝清热。适用于高血压病。

- **桑叶竹叶液**

【药物组成】桑叶、竹叶、当归、菊花、益母草各100克。

【制法与用法】将上药放入药锅内，加适量水煎煮2次，去渣取汁，放入脚盆中，倒入温水适量浴足，每日1剂。

【功效与主治】清热活血明目。适用于高血压病。

- **活血降压足浴方**

【药物组成】怀牛膝、川芎各30克，天麻、钩藤（后下）、夏枯草、吴茱萸、肉桂、红花各10克。

【制法与用法】将药物放入药锅内，加适量水煎煮2次，去渣取汁，放入盆中，倒入温水适量浴足，每日1剂。

【功效与主治】平肝清热。适用于高血压病。

- **自拟降压足浴方**

【药物组成】天麻10克，钩藤15克，怀牛膝30克，杜仲15克，夏枯草20克，王不留行20克。

【制法与用法】将上述药物煎煮30分钟，取3000毫升药液，候温至38～41℃浸泡双足，每次浸泡20分钟，早晚各浴足1次，4周为1个疗程。

【功效与主治】平肝潜阳。适用于高血压病。

- **自拟降压汤**

【药物组成】钩藤15克，野菊花10克，夏枯草20克，川牛膝20克，赤芍20克，川芎15克，花椒10克。

【制法与用法】水煎后去渣取汁200毫升，以1∶10比例兑入温水中，水温38～44℃，取药液于专用木桶浸泡双足，浸过踝部，双足互搓，每次30分钟，每天1次，7次为1个疗程。

【功效与主治】平肝潜阳，滋补肝肾。适用于高血压病。

● 磁石降压足浴方

【药物组成】磁石60克,夏枯草15克,桑枝15克,桑叶15克,川牛膝30克,钩藤30克,茺蔚子15克。

【制法与用法】上方药物加工成粉。把药粉放入脚盆中,加温水以能没过脚面为宜,以脚感温热为准。一般药液温度保持在42~45℃,每晚1次,每次约30分钟。4周为1个疗程。

【功效与主治】镇肝息风,平肝降压。适用于高血压病。

● 钩藤降压方

【药物组成】钩藤20克,桑叶15克,菊花20克,夏枯草30克。

【制法与用法】将药物加水2000毫升煎煮取液,等温度适宜后足浴,每次30~60分钟,每日泡足3次。

【功效与主治】平肝潜阳,清热安神。适用肝阳上亢型,主要症状眩晕、头痛、急躁易怒、失眠。

● 柔肝降压方

【药物组成】吴茱萸30克,白芍30克,熟地黄30克,刺蒺藜30克,夏枯草30克,益母草子15克。

【制法与用法】上药水煎后去渣取汁200毫升,以1:10比例兑入热水中,每日早晚泡脚,每次30分钟。

【功效与主治】滋阴柔肝,平肝降逆。适用肝肾阴虚型,表现为腰膝酸软、头晕、耳鸣、眼睛干涩、口咽干燥。

● 祛湿降压方

【药物组成】半夏20克,生白术20克,竹茹20克,石菖蒲20克。

【制法与用法】加水2000毫升煎煮取药液,等温度适宜后足浴,每次30~60分钟,每天3次,每日1剂。

【功效与主治】健脾祛湿,清热化痰。适用痰湿中阻型,症见头昏沉,胸脘痞满,胃不受纳,甚至恶心,浑身疲倦。

● 活血降压方

【药物组成】吴茱萸15克,川牛膝15克,丹参30克,桑枝20克。

【制法与用法】上药水煎取汁1500毫升,先用清洁毛巾蘸药液擦洗双脚数分钟,温度适宜后再将双脚浸泡在药液中30分钟,每日1~2次。

【功效与主治】活血通络,降压。适用血脉瘀阻型,主要指高血压合并冠心病的患者,表现为胸闷胸痛,痛为刺痛,痛处固定,还伴有心慌、心悸、四肢发麻、口舌青紫。

● 压复宁足浴方

【药物组成】钩藤20克，杜仲20克，石决明20克，牛膝20克，菊花20克，白芍20克，牡蛎20克。

【制法与用法】水煎取汁400毫升，加沸水1500毫升，待水温适宜将双足放入盆中浸泡，每次30～45分钟，每日1次。

【功效与主治】滋阴补肾，平肝潜阳。适用于原发性高血压病。

● 野菊花降压方

【药物组成】野菊花、黄芩、杜仲、牡丹皮、黄连、川芎、桑寄生、臭梧桐、罗布麻、夏枯草、青木香、地龙、汉防己、黄瓜秧、牛膝各等份。

【制法与用法】药物煎煮取液3000毫升，足浴，每日2次，每次20～30分钟，4周为1个疗程。

【功效与主治】滋补肝肾，潜阳降压。适用于高血压病。

● 降压足浴方

【药物组成】牛膝20克，夏枯草20克，红花20克，钩藤20克，吴茱萸20克。

【制法与用法】将药物熬制成中药液，以1∶10比例兑入温水中，水温为38～45℃，每次20～30分钟，1次/天，7次为1个疗程。水量以平脚踝上缘为宜，双足互搓。足浴结束后进行足部穴位点压，根据中医辨证刺激涌泉穴和高血压点，操作手法是用两手大拇指强力按压此穴位6秒，两脚穴位交替进行，每天按压次数为8～10次，按压时嘱患者慢慢吐气。

【功效与主治】平肝潜阳，清热降压。适用于高血压病。

● 桑珍足浴方

【药物组成】桑枝15克，桑叶、红花各10克，生牡蛎、珍珠母各30克，川牛膝12克。

【制法与用法】上方加水2000毫升煎至1500毫升。先取适量药液置于脚盆中，以脚感温热为准，水深以刚覆脚面为宜，先将双脚在盆水中浸泡20～30分钟，洗时反复搓揉足背、足心、足趾。出盆后用干毛巾轻快地搓擦按摩涌泉穴、太溪穴、昆仑穴、解溪穴各100次，睡前每日1次。

【功效与主治】镇肝息风。适用于高血压病。

二、药物足敷外用方

● 吴茱萸膏

【药物组成】吴茱萸 18~30 克,米醋适量。

【制法与用法】将吴茱萸研为细末,加米醋适量调敷双足心涌泉穴,外用敷料包扎,胶布固定。24 小时换药 1 次,连续 5 天为 1 个疗程,用药 2~3 个疗程。

【功效与主治】引热下行。适用于高血压病,一般敷药 12~24 小时后血压开始下降。

● 附子生地糊

【药物组成】盐附子、生地黄各 30 克。

【制法与用法】将上药共捣烂如糊状,外敷于双足心涌泉穴,布包固定,每晚 1 次。

【功效与主治】养阴清热通络。适用于高血压兼脚部麻木者。

● 吴茱萸附子糊

【药物组成】吴茱萸、生附子各等份,米醋适量。

【制法与用法】将上方共研细末,米醋适量调为糊状外敷双足心涌泉穴,包扎固定,每日 1 换,连续 3 天。

【功效与主治】引热下行。适用于高血压病。

● 降压膏

【药物组成】川牛膝 100 克,川芎 100 克,吴茱萸 50 克,牛黄 5 克,蓖麻仁 50 克,食醋适量。

【制法与用法】分别将上药研末,前 4 味混匀装瓶,蓖麻仁另装备用。首先将药末用食醋调成糊状同蓖麻仁摊在油纸上(或纱布)做成直径 5 厘米、厚 0.5 厘米的小饼,然后将药饼贴在涌泉穴上,胶布固定,每日 1 次,10 次为 1 个疗程,共治疗 3 个疗程,疗程间相隔 3~4 天。

【功效与主治】清热平肝,活血化瘀。适用于高血压病。

● 晕痛定膏

【药物组成】吴茱萸 15 克,川芎、桃仁各 10 克,栀子 6 克,胡椒 3 克,米醋适量。

【制法与用法】上药共研细末,每取 5 克,加米醋调和成膏状,外敷双足心涌泉穴,每日 1 换,双足交替使用,10 天为 1 个疗程,连续 1~2 个疗程。

【功效与主治】活血化瘀,温肾降逆,引热下行。适用于高血压头痛、眩晕。

- 马钱二丑膏

【药物组成】马钱子12克，牵牛子4克，鸡苦胆12克。

【制法与用法】将马钱子去壳取仁，与牵牛子共研细末，而后加入鸡苦胆混匀成膏状，装瓶备用。先用温水将脚洗净擦干，然后换淡盐水浸洗10分钟，然后将脚擦干，将配好的药膏敷于涌泉穴上，用纱布包裹，胶布固定，静卧10～15小时，隔日一次。4次为1个疗程。

【功效】利水降压。

【注意事项】治疗期间禁烟、酒、房事，停服降压药物，但高危患者应及时采取降压措施。

【临床应用】治疗30例，经1个疗程之后，与治疗前比较有显著差异（$P<0.05$），伴随症状也随之减轻或消除。

- 吴茱萸降压膏

【药物组成】吴茱萸降压膏1贴（成药）。

【制法与用法】将上膏贴于足底涌泉穴，每日1换，5天为1个疗程，连续2～3个疗程。

【功效与主治】扩管降压。适用于高血压病。

【临床应用】治疗100例，结果血压正常、症状消失者51例；血压下降10～15毫米汞柱，症状减轻者39例；无效10例，总有效率90%。

- 阳和解凝膏

【药物组成】阳和解凝膏2贴（成药）。

【制法与用法】洗净双足，擦干，将膏药烘热，贴于双足心涌泉穴，每日1换，5天为1个疗程，连续2～3个疗程。

【功效与主治】引热下行，扩管降压。适用于高血压病。

- 吴茱萸肉桂糊

【药物组成】吴茱萸、肉桂各等份，米醋适量。

【制法与用法】将上药共研细末，加适量米醋调为糊状外敷双足心涌泉穴，每日1换，连续5～7天。

【功效与主治】引热下行。适用于高血压病。

- 吴茱萸生姜散

【药物组成】吴茱萸31克，生姜3克，酒适量。

【制法与用法】将生姜、吴茱萸共研细末，加酒适量炒热，趁热包敷双足心，1日1次。

【功效与主治】引热下行。适用于高血压病。

- 桃杏栀椒糊

【药物组成】桃仁、杏仁各10克，栀子15克，胡椒7粒，糯米14粒。

【制法与用法】将上药共研细末，加开水适量或蛋清适量调为稀糊状外敷双足心涌泉穴，每晚1次，6天为1个疗程。

【功效与主治】清热平肝。主治高血压病，一般敷药3天后血压开始下降，症状减轻。

- 萸仁面粉糊

【药物组成】吴茱萸、桃仁各15克，小麦面粉9克，蛋清适量。

【制法与用法】将吴茱萸、桃仁研为细末，加小麦面粉9克混匀，蛋清适量调为糊饼状外敷双足心涌泉穴，外以纱布带束之，每晚1次，若敷后血压下降不理想，可连敷数夜。

【功效与主治】引热下行。适用于高血压病。

- 萸桂菊花糊

【药物组成】吴茱萸、肉桂、菊花各等份，蛋清适量。

【制法与用法】上药共研细末，每次取适量加蛋清调为稀糊状外敷双足心涌泉穴，包扎固定，每晚1次，连续5～10次。

【功效与主治】平肝潜阳，引热下行。适用于肝阳上亢型高血压眩晕者。

- 大蒜吴茱萸糊

【药物组成】大蒜、吴茱萸各10克。

【制法与用法】将吴茱萸研为细末，加大蒜捣匀成糊状，外敷于双足心涌泉穴，纱布包扎固定，24小时后去掉，每3天用药1次。

【功效与主治】引热下行。适用于高血压病。

三、足疗综合外用方

- 按摩涌泉穴法

【穴位】涌泉穴。

【方法】取坐位于床上揉涌泉穴，用双手拇指指腹自涌泉穴推至足跟，至局部出现热感后终止操作，每日1～2次。

【功效与主治】引热下行，调和阴阳。适用于高血压病。

- **独活降压液**

【药物组成】独活 9 克,党参、黄芪、当归、白芍、杜仲、乌药、枳壳、牡丹皮、牛膝、桑枝、磁石、石决明各 3 克。

【制法与用法】以上药物兑水 600 毫升,煎 45 分钟,取液 200 毫升,将煎液一次浸入 2~3 双棉线袜,每晚睡前套穿双足,把袜筒挽至脚踝下,外套塑料薄膜防止药液向外渗流。冷天,足部放置温水袋以提高温度,以加热刺激;热天,由于足部套有塑料薄膜,足部温度可自然升高。晨起脱去,可连续治疗至血压正常,每日 1 剂。

【功效与主治】平肝潜阳。适用于高血压病。

【附注】本方与磁石降压剂组方略同,但由于改变了用法,延长了治疗时间,从而提高了效果。

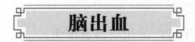

脑出血

脑出血亦称脑溢血,系指脑实质出血。它是由于各种原因,特别是在高血压和脑动脉硬化、颅内血管瘤和脑动静脉畸形等基础上,突然产生急性脑血管出血。临床上常出现头痛头晕、意识障碍、呕吐、瘫痪等局灶性症状,往往在很短时间内,对人体损害达到高峰,其发病率、病死率和致残率均很高。在中医属于"中风"范畴,认为是由于阴阳失调,阳亢生风,上扰清窍所致。本病多见于有高血压史的 50 岁以上的中老年人。通过流行病学调查发现,近年来该病的发病年龄有所下降,在临床上经常可以见到有 30 余岁的患者就诊。该病往往在活动时或在情绪激动、用力等情况下发病。此外亦常见于有脑血管畸形、脑瘤和出血性疾病病史者。

一、药物足浴外用方

- **石菖蒲浴方**

【药物组成】制川乌、吴茱萸、炮穿山甲、海蛤粉各 9 克,石菖蒲 180 克,葱白适量。

【制法与用法】将前 4 味药共研细末,葱汁适量调为稀糊状捏成圆饼样,贴在患侧足底涌泉穴,纱布带束紧。将石菖蒲加清水 5 千克煮沸,倒在杉木桶中,中间放一木凳,将患足踏在木凳上,再用毛巾被盖住桶口,勿使热气外散,熏蒸患足,待水温合适时,取出木凳,浴足,待身上有微汗出时去掉药饼,拭干腿足,卧床覆被避风静养。

【功效与主治】活血通络。适用于中风半身不遂。

【临床应用】此方宜在刚患病时立即用1次,以后每隔7天用1次,一般连续3次后,手足可逐渐恢复自主活动。

二、药物足敷外用方

- 山甲二乌糊

【药物组成】穿山甲3克,川乌、草乌各12克,葱汁20克,白酒适量。

【制法与用法】将穿山甲、二乌研为细末,与葱汁拌匀,调为厚饼两个,贴双足心涌泉穴,敷料包扎,胶布固定,并时时浸白酒,以保持湿润,每日1换。

【功效与主治】活血通络。适用于中风半身不遂。

- 复方山甲饼

【药物组成】穿山甲60克,大川乌头、红海蛤各60克,葱汁适量。

【制法与用法】将三药研为细末,葱汁适量,捣为直径半寸左右之厚饼,每个重15克,敷贴于患侧之涌泉穴、肩髃穴、阳陵泉穴、曲池穴,待身麻汗出,急去药饼,每3天贴一次。

【功效与主治】活血化瘀。适用于中风之半身不遂者。

- 地龙凡士林膏

【药物组成】广地龙20克,川芎、红花、石菖蒲、羌活各12克,薄荷8克,桃仁、冰片各3克,凡士林适量。

【制法与用法】上药共研细末,加凡士林调匀,敷于双足心涌泉穴,每日1换。

【功效与主治】活血化瘀,理气通络,适用于中风后遗症。

- 马钱子水膏

【药物组成】马钱子、蔓荆子、黄芪各12克。

【制法与用法】将上药共研细末,加清水适量调为糊状,敷于患侧足底涌泉穴,1日1次。

【功效与主治】活血理气通络。适用于中风瘫痪者。

- 桃栀冰片糊

【药物组成】桃仁、栀子各7枚,冰片3克,白酒适量。

【制法与用法】将上药共研细末，加白酒适量调为糊状，敷于患侧足底涌泉穴，1日1次。

【功效与主治】活血通络。适用于中风瘫痪者。

- **归膝南星糊**

【药物组成】当归、牛膝各12克，天南星10克，穿山甲8克，桑寄生6克，白酒适量。

【制法与用法】将上药共研细末，加白酒适量调为糊状，敷于患侧足底涌泉穴，每日1换。

【功效与主治】补益肝肾，活血通络。适用于中风瘫痪者。

- **附子米醋糊**

【药物组成】生附子（或盐附子）、米醋各适量。

【制法与用法】将生附子研为细末，加适量米醋调匀，外敷双足心涌泉穴，包扎固定，每日1换。

【功效与主治】引热下行。适用于中风昏迷，高热不语，下肢不温者。

- **南星川乌糊**

【药物组成】天南星、川乌各等份，黄蜡适量。

【制法与用法】将二药研末，加黄蜡适量混匀，摊于双手足心，包扎固定，每日1换。

【功效与主治】温阳通络。适用于中风手足厥冷、惊悸者。

- **全蝎白酒糊**

【药物组成】全蝎1条，丹参、延胡索（元胡）、牡丹皮各5克，白酒适量。

【制法与用法】将上药共研细末，加适量白酒调为稀糊状，摊于硫酸纸上，敷于双足心涌泉穴上，包扎固定，每日1换。

【功效与主治】活血通络。适用于中风半身不遂。

- **二仁麝香膏**

【药物组成】桃仁、杏仁各5枚，麝香0.2克，白酒适量。

【制法与用法】将二仁研末，加麝香拌匀，调适量白酒拌匀成糊状，按男左女右贴敷于足心涌泉穴，包扎固定，每日1换。

【功效与主治】通络散结。适用于中风半身不遂。

冠心病

　　冠心病全称为冠状动脉粥样硬化性心脏病，是中老年人的常见病。随着生活水平的提高，冠心病患者趋向年轻化，并且患病率在逐年上升，成为威胁人类健康的第一大敌。冠心病一般是因为供给心脏血液的冠状动脉的管壁发生粥样斑块，使血管管壁变厚、变硬失去弹性，造成管腔狭窄或阻塞，从而导致心肌缺血、缺氧或引起心肌梗死，在临床上也称为缺血性心脏病。常见的心搏骤停、心绞痛、心肌梗死、缺血性心力衰竭、心律失常等都与冠心病有关。冠心病的主要临床表现为心前区突然发生疼痛或压榨感，并向左肩放射，疼痛时间一般为3～5分钟，常伴有面色苍白、神情恐惧、胸闷、呼吸困难、出冷汗、血压下降等。冠心病的发病一般发生在劳动、兴奋或饱餐后。在急性发作时应进行紧急抢救，平时坚持足部疗法，可收到很好的疗效。

药物足浴外用方

● 瓜蒌薤白半夏汤

【药物组成】瓜蒌子、薤白各15克，半夏5克。
【制法与用法】水煎浴足。
【功效与主治】豁痰通痹。适用于心绞痛。

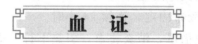

血　证

　　大凡血液不循常道，上溢于口鼻诸窍，下出于二阴，或渗溢于肌肤的疾患，统称血证。现代医学中许多急、慢性疾病所引起的出血均属本病的范畴。中医认为，本病多为燥热内盛，化火动血，当以清热凉血、宁络止血为法。在辅助治疗时，可选用以下足疗处方。

一、药物足浴外用方

● **米醋足浴液（止血汤）**

【药物组成】米醋或好酒2000毫升，或白矾60克。

【制法与用法】将米醋或好酒烧热，浸泡双足，或白矾加水适量，溶化后烧开，待温时浸泡双足。

【功效与主治】引热下行。适用于吐血不止。

● **桂枝足浴液**

【药物组成】桂枝30克。

【制法与用法】令患者平卧，以冷水敷患者额部和后枕部，再以热水一盆浸泡双脚。将桂枝加水500毫升，煎煮30分钟，再将药液倒入盆中，趁热熏洗患者双腿至膝关节以下，约30分钟，鼻衄可止。

【功效与主治】温阳止血，引热下行。适用于鼻衄。

● **墨旱莲液**

【药物组成】墨旱莲600克，蒲黄、车前草各150克。

【制法与用法】上药加水煎煮15～20分钟，倒入盆中，待水温适合时，沐洗少腹部及足部，1日1次。

【功效与主治】养阴止血。适用于热伤血络所致的血尿。

二、药物足敷外用方

● **云南白药贴敷法**

【药物组成】云南白药1瓶，醋适量。

【制法与用法】将白药加适量醋拌为糊状，做成2个圆饼，贴于双足心涌泉穴，外用敷料包扎、胶布固定，连续24小时。

【功效与主治】活血散瘀，消炎止血，引热下行。适用于肺痈咯血。

● **吴茱萸饼**

【药物组成】吴茱萸50克，醋适量。

【制法与用法】将吴茱萸捣末，炒热醋调为饼，敷双足心，外用敷料或伤湿止痛膏固定，24小时换药一次，连续3～4次。

【功效与主治】引热下行。适用于鼻衄。

● **大蒜泥**

【药物组成】大蒜1枚。

【制法与用法】大蒜去皮，捣如泥，做成饼子如硬币大小，左鼻出血贴右足心，右鼻出血贴左足心，两鼻出血俱贴之。

【功效与主治】引热下行。适用于鼻衄，尚适用于崩漏。

- **大蒜肉桂糊**

【药物组成】鲜大蒜10克，硫黄末6克，肉桂9克，冰片3克。

【制法与用法】将鲜大蒜捣泥，肉桂研末，与硫黄末、冰片一起拌匀成糊状，涂于两块纱布上，外敷双足心涌泉穴，胶布固定，每日1换，连续4天即可。

【功效与主治】引热下行。适用于咯血。

- **附子米醋药饼**

【药物组成】附子1枚。

【制法与用法】将附子捣烂，加适量米醋调为饼状，外敷双足心涌泉穴，敷料包扎，胶布固定，敷前先以热水洗脚，隔日1次。

【功效与主治】温阳止血。适用于咳嗽咯血，并见双足厥冷者。

【临床应用】若足部发热者则非所宜。

- **吴茱萸肉桂散**

【药物组成】吴茱萸20克，肉桂2克，米醋适量。

【制法与用法】将二药研为细末，米醋适量调匀，捏成饼状，于睡前贴敷于双足心涌泉穴，外以青菜叶或树叶包扎，纱布、胶布固定，次晨取下，连续3～5次。

【功效与主治】引热下行。适用于齿衄。

- **止吐血方**

【药物组成】大蒜1枚，鲜墨旱莲、鲜小蓟各5～7棵，百草霜15克。

【制法与用法】先将二草洗净，捣烂搅汁约一杯，再将大蒜捣烂如泥，然后将百草霜与大蒜泥拌匀，掺入草汁调成膏状，敷患者双足心及脐孔，外用纱布包裹，胶布固定。每天换药2～3次，病愈方可停药。

【功效与主治】清热凉血。适用于吐血不止。

- **蒜泥玄明粉糊**

【药物组成】蒜泥70克，玄明粉20克，凡士林适量。

【制法与用法】将蒜泥、玄明粉混匀拌糊备用。先在双足心薄涂一层凡士林，而后将蒜泥玄明粉糊敷双足心，包扎固定，每次3～4小时，每日1次。

【功效与主治】清热凉血，引热下行。适用于吐血。

● 黄丹郁栀糊

【药物组成】黄柏、牡丹皮、郁金、栀子各15克,大蒜适量。

【制法与用法】上药共研细末,与大蒜捣匀成糊状,分作3份,贴双足心涌泉穴及脐,待足心及脐部有强烈刺激感时除去,1日1次。

【功效与主治】清热泻肝,引火下行。适用于经行鼻衄,出血不止。

● 附子大蒜糊

【药物组成】生附子、大蒜各30～60克。

【制法与用法】将生附子研末,加大蒜捣烂,油纱布包裹2～3层,压成饼状,贴敷于双足心涌泉穴,每日1换。

【功效与主治】引热下行。适用于鼻衄、咯血、吐血。

● 附子麝香糊

【药物组成】生附子6克,麝香0.1克。

【制法与用法】将生附子研为细末,调入麝香混匀,加水适量调为糊状,外敷双足心涌泉穴,每日1换。

【功效与主治】引热下行。适用于咯血。

● 生地附子糊

【药物组成】生地黄、盐附子各30～60克,醋或盐水适量。

【制法与用法】将二药共研细末,用醋或盐水调为糊状,外敷于双足心涌泉穴,每日1换。

【功效与主治】清热凉血,引热下行。适用于咯血,吐血。

● 蓖麻大蒜糊

【药物组成】蓖麻子30枚,大蒜4枚。

【制法与用法】将蓖麻子去壳留仁,加大蒜捣烂,做成2个圆饼,敷于足心,上盖蜡纸,外加布带束之,静卧勿走动,待血止或足心有灼热感时去药。

【功效与主治】清热凉血。适用于胃热吐血。

● 独头蒜泥

【药物组成】独头蒜2个。

【制法与用法】将蒜头捣为泥状,分为2份,一份用8层麻纸包裹,置于百会穴;另一份用7层麻纸包裹,置于涌泉穴,然后在包裹之药上用暖水袋加温,1日1次。

【功效与主治】引热下行。适用于咯血。

- 莴苣黄柏糊

【药物组成】莴苣菜1握，黄柏10克。

【制法与用法】将黄柏研末，莴苣菜去泥，不用水洗，与黄柏混匀捣烂如糊状，外敷于双足心涌泉穴，包扎固定，每日1换。

【功效与主治】清热凉血。适用于血尿、血淋。

- 大蒜生地糊

【药物组成】大蒜5枚，生地黄15克，韭菜根适量。

【制法与用法】将大蒜去皮与生地黄一起捣成泥备用。韭菜根洗净，切细，捣汁约半小杯，加适量水混匀。将大蒜生地糊摊于纱布上，做成如铜钱大小、厚一分许的蒜泥饼，左鼻出血贴右足心，右鼻出血贴左足心，两鼻出血俱贴之，外用敷料、胶布固定。同时口服稀释的韭菜根汁，一般于5~10分钟即可止血。

【功效与主治】凉血止血，引热下行。适用于鼻衄。

三、足疗综合外用方

- 温灸涌泉法

【穴位】涌泉穴。

【用法】温灸。

【功效与主治】活血止血。适用于咯血。

【临床应用】治疗118例，106例咯血停止，无效者12例，止血时间15~30分钟，对少量（100毫升以内）咯血和中等量（100~300毫升）咯血效果较好，对大咯血（300毫升以上）效果较差。

- 艾条灸法

【药物组成】艾条一支。

【用法】取涌泉穴，点燃艾条，在涌泉穴上做雀啄灸，1日1次，每次5~10分钟，7次为1个疗程。

【功效与主治】温肾益气。适用于血小板减少性紫癜。

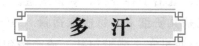

多汗

多汗是指阴阳失调，营卫不和，腠理开阖不利而引起的汗液外泄的病证。

临床上以自汗和盗汗多见。

肺气不足，肌表疏松，卫外不固，腠理开泄；或阴液不足，虚火内扰，心液不藏，皆可发生汗证。是故有"自汗属阳虚，盗汗属阴虚"之说。其时时汗出，动则益甚者为自汗；睡中出汗，醒来即止者为盗汗。治疗当以补脾益肺、养阴清热为治。在做足部辅助治疗时，可选用下列足疗处方。

一、药物足浴外用方

● 黄芪止汗液

【药物组成】黄芪30克，防风20克，浮小麦、麻黄根各15克。

【制法与用法】将上药入药锅内，加适量水煎煮取汁浴足，每次15～20分钟，1日2次，每日1剂，连续5～7日。

【功效与主治】固表止汗。适用于表虚自汗、盗汗、易患感冒等。

● 桃树叶液

【药物组成】桃树叶200克。

【制法与用法】将桃树叶放入药锅内，加适量水煎煮取汁浴足，每次15～20分钟，1日2次，每日1剂，连续5～7日。

【功效与主治】收敛止汗。适用于盗汗。

二、药物足敷外用方

● 自汗膏

【药物组成】五倍子、郁金各适量，蜂蜜适量。

【制法与用法】上方前两味混合研为细末，加入蜂蜜适量调为膏状备用。使用时取适量贴于神阙穴（脐）及双足心涌泉穴上，纱布覆盖，胶布固定，每日换药1次，7～10天为1个疗程。

【功效与主治】补肺止汗。适用于肺气不足型自汗。

● 枣仁五倍糊

【药物组成】酸枣仁、五倍子各等份，蜂蜜适量。

【制法与用法】将二药共研细末，每次取适量（20～30克）加蜂蜜适量调为稀糊状，外敷于双足心涌泉穴，绷带包扎，或布条包扎固定，翌晨取下，每日换药1次，一般3～7次可愈。

【功效与主治】养阴敛汗。适用于盗汗。

三、足疗综合外用方

● 熏脐煎

【药物组成】生黄芪、生牡蛎、生地黄各30克，茯苓20克，麻黄根15克，知母、黄芩各10克。

【制法与用法】将上述药物盛入脸盆，加适量清水煎煮，煎煮至3000毫升时，去渣取汁，趁热熏蒸神阙穴（脐）、双足心涌泉穴，待药液温度适中时用纱布蘸药液擦洗神阙穴及肺俞穴、心俞穴（肺俞穴在第3胸椎棘突下，旁开1.5寸；心俞穴位于第5胸椎棘突下，旁开1.5寸），每次擦洗10分钟，每日1次。

【功效与主治】养阴清热止汗。适用于阴虚盗汗。

慢性疲劳综合征

普通人群中存在病理性疲劳症状者，男性占14.3%，女性占20.4%。在临床上本病主要表现为不明原因的持续或反复发作的严重疲劳，持续6个月或6个月以上，经充分休息后，症状不缓解，活动水平较平常下降50%。本病的诊断标准：同时具有下列症状中的4条或4条以上，并且持续存在6个月或6个月以上的患者，可作出诊断。这些症状包括：①记忆力下降或注意力不集中；②咽喉炎；③颈部淋巴结或腋窝淋巴结触痛；④肌肉疼痛；⑤多发性非关节性疼痛；⑥新出现的头痛；⑦睡眠障碍；⑧劳累后持续不适。

一、药物足浴外用方

● 川桂艾椒汤

【药物组成】桂枝20克，花椒10克，红花10克，艾叶10克。

【制法与用法】上方加水800～1000毫升，煎取400～600毫升，去渣取汁备用，每晚临睡前置温水约2000毫升于盆内，兑入药汁100～200毫升，将双足浸入水中，水温下降后，可继续加热水，直至热水加至踝关节以上，双足暖和，皮肤发红为止，1日1次。冬季可连续治疗1～2个月。

【功效与主治】温经活血。适用于慢性疲劳综合征肌肉疼痛，周身不适者。

- **麻黄二活汤**

【药物组成】桂枝 20 克，麻黄 15 克，羌活 15 克，独活 15 克，红花 10 克，艾叶 10 克。

【制法与用法】上方加水煮沸后，倒入盆中，兑入温水适量，将双足浸入，待水温下降后，再适当兑入热水，边洗边搓，直至水加至踝关节以上，双足暖和，皮肤发红为止。1 日 1 次。每剂药可用 3 天。

【功效与主治】温经活血散寒。适用于慢性疲劳综合征。

- **灵仙伸筋汤**

【药物组成】威灵仙 20 克，伸筋草 20 克，当归 15 克，大青盐 25 克。

【制法与用法】上药水煎取汁浴足。每晚 1 次，每次 10～30 分钟。

【功效与主治】活血强筋。适用于慢性疲劳综合征。

- **枸杞叶汤**

【药物组成】枸杞叶适量。

【制法与用法】于农历正月一日、二月二日、三月三日以至十二月十二日，皆用枸杞叶煎汤浸足，并沐浴全身。

【功效与主治】补肾强身。适用于慢性疲劳综合征。

二、足疗综合外用方

- **抗疲劳足浴方**

【药物组成】红花 10 克，当归 20 克，伸筋草 20 克，黄芪 30 克，党参 20 克，黄精 20 克，鸡血藤 30 克，红景天 15 克，菟丝子 10 克，杜仲 10 克，首乌藤（夜交藤）30 克，柏子仁 30 克。

【制法与用法】上述药物煎煮取汁 2500 毫升，兑温水，将双足至膝浸入水中熏洗，泡 20～25 分钟，每日睡前 1 次。配合以双手拇指指腹按揉双侧涌泉穴、足三里穴、三阴交穴，每穴 5 分钟。8 周为 1 个疗程。

【功效与主治】益气补虚，温经通络，养心安神。适用于慢性疲劳综合征。

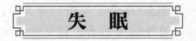

失　眠

失眠是以经常不能获得正常睡眠为特征的一类病证。多为情志所伤、饮食不节、劳逸失调、久病体虚等因素引起脏腑功能紊乱，气血失和，阴阳失调，阳不入阴而发病。病位主要在心，涉及肝胆脾胃肾，病性有虚有实，且虚多实少。治疗以补虚泻实，调整脏腑阴阳为原则。西医学的神经官能症、更年期综合征、慢性消化不良、贫血、动脉粥样硬化症等以不寐为主要临床表现时，可参考本篇内容辨证论治。

一、药物足浴外用方

- **安眠足浴方**

【药物组成】酸枣仁 20 克，首乌藤（夜交藤）30 克，黄芩 15 克，远志 10 克，合欢皮 15 克，石菖蒲 6 克，薄荷 10 克，郁金 10 克，大黄 15 克。

【制法与用法】上述药物煎煮取汁 2500 毫升，将双足浸入水中熏洗，泡 20～25 分钟，每日睡前 1 次。

【功效与主治】补养心脾，益气安神。适用于心脾两虚型失眠者。

- **脑卒中安眠汤**

【药物组成】人参、石莲肉、莲须、麦冬、远志、芡实、甘草各 15 克。

【制法与用法】煎药取汁 1500 毫升，每日 1 次，每次 20 分钟，连续 10 天。

【功效与主治】养心益肾，安神益智。适用于脑卒中后失眠。

- **磁石安神足浴方**

【药物组成】煅磁石 30 克，白菊 15 克，首乌藤（夜交藤）15 克，甘草 2 克，黄芩 15 克，生龙骨 30 克，合欢花 15 克，黄芪 30 克，酸枣仁 20 克。

【制法与用法】药物打成细粉浸泡于开水中，水温适宜时双脚方可泡入水中，每次浸泡 15～20 分钟。

【功效与主治】重镇安神。适用于心烦不眠者。

- **降压安眠足浴方**

【药物组成】龟甲 15 克（先煎），五味子 15 克，天麻 12 克，麦冬 14 克，生牡蛎 30 克（先煎），牛膝 13 克，鳖甲 12 克（先煎），钩藤 14 克（后下），生地黄 12 克，知母 10 克。

【制法与用法】煎药取汁 2500 毫升，足浴 15 分钟，期间用手按摩脚趾和脚心。每日 1 次。

【功效与主治】养心安神，平肝降压。适用于高血压患者失眠。

- 安神解郁足浴方

【药物组成】熟地黄、当归、首乌藤（夜交藤）各50克，黄连25克，合欢皮15克。

【制法与用法】煎药取汁2500毫升，睡前足浴20分钟，每日1次。

【功效与主治】补肾滋阴，安神解郁。适用于妇女绝经期失眠。

- 补脾养心足浴方

【药物组成】党参30克，白术30克，茯苓20克，当归30克，黄芪30克，酸枣仁30克，远志30克，首乌藤（夜交藤）30克，炙甘草10克。

【制法与用法】煎药取汁3000毫升，睡前半小时足浴，每次30分钟，每日1次。

【功效与主治】补气养血，补脾养心，安神。适用于心脾两虚失眠。

- 调中足浴方

【药物组成】当归15克，川芎20克，红花15克，酸枣仁30克，龙骨50克，茯苓20克，鬼针草30克。

【制法与用法】煎药取汁3000毫升，每次足浴20～30分钟，每天1次，1周为1个疗程。

【功效与主治】理气和胃，宁心安神。适用于消化不良伴失眠患者。

- 六味安神汤

【药物组成】首乌藤30克，鸡血藤30克，远志30克，墨旱莲30克，茯苓20克，酸枣仁20克。

【制法与用法】将中药打成细粉装入布袋，兑水3000毫升，加热至药液温度为60℃左右，然后将中药汤水倒入足浴木盆，足浴15分钟，每晚睡前1次。

【功效与主治】养心安神。适用于心血不足型失眠。

- 温阳安神足浴方

【药物组成】桂枝、当归、川芎、黄连、陈皮各10克，巴戟天、柴胡、生白芍、乳香、制香附、麦冬各15克，琥珀粉3克，首乌藤（夜交藤）30克，合欢皮20克。

【制法与用法】煎药取汁3000毫升，足浴药液以浸过足踝为度，每次30分钟，每日1次，4周为1个疗程。

【功效与主治】助阳化气，养心安神。适用阳虚体质失眠患者，表现为平素畏冷，手足不温，喜热饮食，精神不振。

- **解郁安神方**

【药物组成】首乌藤（夜交藤）30克，合欢花15克。

【制法与用法】煎药取汁2000毫升，浸泡双足，水温40℃左右。每次30分钟，每日1～2次。

【功效与主治】解郁安神。适用于心神不安、郁结胸闷、失眠健忘、神经衰弱等证。

二、足疗综合外用方

- **足浴加耳穴方**

【药物组成】酸枣仁10克，怀牛膝5克，生地黄5克，丹参10克，川芎5克，肉桂2克，黄连2克，山柰5克，茶树精油0.5毫升。

【制法与用法】煎药取汁3000毫升，睡前足浴20～30分钟，每天1次，1周为1个疗程。

配合耳穴疗法：用王不留行籽压贴神门、肾、心、脾、内分泌5个穴位，左右耳交替，3天更换1次，疗程1个月。

【功效与主治】补肾，宁心，安神。适用于心肾不交型失眠。

- **宁心安神足浴加耳穴方**

【药物组成】红花10克，广木香15克，茯神20克，远志20克，酸枣仁30克，黄芪30克，沉香10克，檀香10克。

【制法与用法】煎药取汁3000毫升，以38～42℃为宜，每次30分钟，早晚各1次，治疗时间14天。

配合耳穴疗法：将王不留行籽1粒用胶布分贴于神门、心、交感、皮质下等耳穴上，每次只贴1侧，隔2～3天换贴另一侧，嘱患者每日按压每穴3～5次，每次2～3分钟，以能耐受为度，治疗时间14天。

【功效与主治】宁心安神，益气养心。适用于心胆气虚型失眠。

第二章 外科

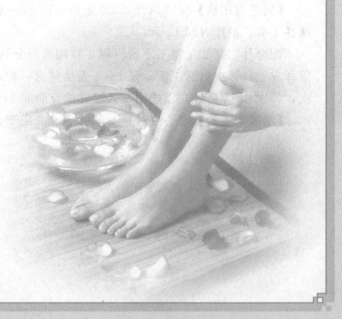

痛 风

痛风是一种常见且复杂的关节炎类型，各个年龄段均可能罹患本病，男性发病率高于女性。痛风患者经常会在夜晚出现突然性的关节痛，发病急，关节部位出现严重的疼痛、水肿、红肿和炎症，疼痛感慢慢减轻直至消失，持续几天或几周不等。当疼痛发作时，患者会在半夜熟睡中疼醒，有患者描述疼痛感类似于大脚趾被火烧一样。最常发病的关节是大脚趾，但发病的关节不限于此，还常见于手部的关节、膝盖、肘部等。发病的关节最终会红肿、发炎，水肿后组织变软，活动受限，影响日常生活。

一、药物足浴外用方

● 加味萆薢分清饮

【药物组成】土茯苓、萆薢、益智、乌药、黄柏、石菖蒲、威灵仙各30克。

【制法与用法】煎药取汁1000毫升，温度40～45℃，放入盆中浸双足，药液以泡过足踝为度。每天1次，每次30分钟，2个月为1个疗程。

【功效与主治】泄浊化瘀。适用于高尿酸血症痛风发作。

● 痛定洗剂

【药物组成】龙胆30克，赤芍20克，蒲公英30克，土茯苓50克，紫花地丁30克，威灵仙30克，知母20克，黄柏20克，天南星20克，茜草30克。

【制法与用法】煎药取汁3000毫升，待温度为37℃时放入双足浸泡，药液以没过足踝为度。每天1次，每次30分钟，14天为1个疗程。

【功效与主治】清热利湿，消肿止痛。适用于湿热阻络型痛风。

● 清热燥湿足浴方

【药物组成】黄柏、知母、石膏、甘草、制乳香、川牛膝、川芎、当归各30克。

【制法与用法】煎药取汁3000毫升，用药液进行泡足，每次浸泡时间为30分钟。

【功效与主治】通络止痛，清热化湿。适用于湿热阻络型痛风。

- **三妙散合白虎汤**

【药物组成】生石膏 50 克，赤芍 25 克，山慈菇、忍冬藤、连翘各 20 克，知母、防己、桑枝、秦艽、木瓜、黄柏、苍术、川牛膝各 15 克。

【制法与用法】煎药取汁 3000 毫升，将煎好的药液倒入足浴器中加热，设定温度 39℃，同时予振动、按摩、磁疗恒温循环冲浪，足底搓脚按摩，每次 30 分钟，每日 1 次。

【功效与主治】清热消肿，活络止痛。适用于湿热阻络型痛风。

- **清热止痛方**

【药物组成】蒲公英 60 克，白芍 60 克，丹参 90 克，炒栀子 120 克，凤仙透骨草 90 克，秦艽 60 克，肉桂 10 克，艾叶 30 克，苏木 70 克，红花 30 克。

【制法与用法】煎药取汁 3000 毫升，足浴 30 分钟。每天 1 次，7 天为 1 个疗程。

【功效与主治】清热利湿，活血止痛。适用于湿热血瘀阻痛风。

糖尿病足

足部是糖尿病这个多系统疾病的一个复杂的靶器官。糖尿病患者因周围神经病变与外周血管疾病合并过高的机械压力，可引起足部软组织及骨关节系统的破坏与畸形形成，进而引发一系列足部问题，从轻度的神经症状到严重的溃疡、感染、血管疾病和神经病变性骨折。如果积极治疗不能充分解决下肢出现的症状和并发症，则会造成灾难性的后果。因此，在糖尿病患者中开展对足部问题的早期预防和治疗将有重要的意义。

- **糖尿病足浴方**

【药物组成】透骨草 20 克，伸筋草 20 克，丹参 20 克，桑枝 15 克，红花 10 克，桂枝 10 克，当归 10 克，肉桂 10 克。

【制法与用法】煎药取汁 3000 毫升，足浴 30 分钟，每日 2 次，14 天为 1 个疗程。

【功效与主治】活血化瘀，祛风散寒。适用于瘀血阻络型糖尿病足。

- **活血化瘀足浴方**

【药物组成】当归 25 克，地黄 20 克，川芎 20 克，赤芍 30 克，川牛膝 25

克,透骨草25克。

【制法与用法】煎药取汁2000毫升,倒入足浴盆内,将患肢浸泡于药液中,维持药液的温度不低于38℃,浸泡20分钟结束,每日1剂,每天2次。

【功效与主治】活血化瘀,滋阴补肾。适用于阴虚血瘀型,症见:肢体麻木,腿足挛急,夜间为甚,五心烦热,失眠多梦,皮肤干燥,头晕耳鸣,口干不欲饮,便秘。

● **散寒止痛足浴方**

【药物组成】桂枝20克,细辛10克,川乌20克,草乌20克,制乳香25克。

【制法与用法】煎药取汁2000毫升,倒入足浴盆内,将患肢浸泡于药液中,维持药液的温度不低于38℃,浸泡20分钟结束,每日1剂,每天2次。

【功效与主治】活血化瘀,散寒止痛。适用于寒凝血瘀型,症见肢体肢末冷痛,得温痛减,遇寒痛增,畏寒怕冷,尿清便溏。

● **祛湿化痰足浴方**

【药物组成】姜半夏20克,乳香20克,没药20克,苍术25克,生麻黄20克,白芥子10克。

【制法与用法】煎药取汁2000毫升,倒入足浴盆内,将患肢浸泡于药液中,维持药液的温度不低于38℃,浸泡20分钟结束,每日1剂,每天2次。

【功效与主治】活血化瘀,祛湿化痰通络。适用于痰瘀阻络型,症见肢麻不止,常有定处,足如踩棉,肢体困倦,头重如裹,昏蒙不清,体多肥胖,腹胀不适,大便黏滞。

糖尿病周围神经病变

糖尿病周围神经病变是指在排除其他原因的情况下,糖尿病患者出现与周围神经功能障碍相关的症状。临床呈对称性疼痛和感觉异常,下肢症状较上肢多见。

感觉异常有麻木、蚁走、虫爬、发热、触电样感觉,往往从远端脚趾上行可达膝上,患者有穿袜子与戴手套样感觉。感觉障碍严重的病例可出现下肢关节病及溃疡。痛呈刺痛、灼痛、钻凿痛,似乎在骨髓深部作痛,有时剧痛如截肢痛呈昼轻夜重。有时有触觉过敏,甚则不能忍棉被之压,须把被子支撑起来。当运动神经累及时,肌力常有不同程度的减退,晚期有营养不良性肌萎缩。周围神经病变可双侧,可单侧,可对称,可不对称,但以双侧对称性者多见。

一、药物足浴外用方

● 扶正固本化瘀汤

【药物组成】黄芪30克,当归15克,川芎12克,赤芍、生地黄各15克,桃仁、红花各10克,钩藤、海风藤各15克,鸡血藤30克,络石藤、威灵仙各15克。

【制法与用法】上药水煎取汁倒入足浴桶泡足,水温保持在40℃左右,每次泡洗患肢30分钟。

【功效与主治】益气养血,活血通络。适用于糖尿病感觉异常,疼痛麻木者。

● 消渴痹足浴方

【药物组成】木瓜20克,红茴香根30克,当归20克,辣椒15克,花椒15克,桂枝20克,鸡血藤30克,细辛20克,忍冬藤20克,艾叶20克,红花20克,葱白5根。

【制法与用法】煎药取汁3500毫升。足浴25分钟,每日1次,10天为1个疗程。

【功效与主治】活血化瘀,通络止痛。适用于糖尿病感觉异常,疼痛麻木者。

● 桑艾杜藤汤

【药物组成】桑枝50克,艾叶50克,杜仲50克,鸡血藤50克。

【制法与用法】煎药取汁3000毫升,温度为40℃,每次浸泡40分钟,每日1次。

【功效与主治】活血通络,散寒除痹。适用于糖尿病感觉异常,疼痛麻木者。

● 神经病变外洗方

【药物组成】红花10克,川芎10克,细辛10克,威灵仙15克,徐长卿15克,生川乌15克,透骨草15克。

【制法与用法】煎药取汁1500毫升，放入足浴袋中并将足浴袋置于足浴盆中，盆中加38℃左右温水10升，将患者双小腿膝盖以下浸入足浴袋药液中，每次半小时。

　　【功效与主治】活血化瘀，温经通络。适用于糖尿病感觉异常，肢体疼痛麻木者。

● 花粉葛根水足浴方

　　【药物组成】天花粉30克，葛根15克，苍术15克，当归15克，丹参15克，黄芪20克，桑枝15克，黄连3克，桂枝15克，红花6克。

　　【制法与用法】水煎取汁3000毫升，足浴每次20～30分钟，每天一次。

　　【功效与主治】活血通络。适用于糖尿病感觉异常，肢体疼痛麻木者。

● 通络消麻方

　　【药物组成】生麻黄、桂枝、淫羊藿、鸡血藤、透骨草、豨莶草、威灵仙、川芎、伸筋草、苏木、艾叶各20克，细辛、僵蚕、红花各10克。

　　【制法与用法】上药均研为细末，每次20克，置入足浴器中，水量3000毫升，浸泡30分钟。每日1次。

　　【功效与主治】活血通络，消麻止痛。适用于糖尿病感觉异常，肢体疼痛麻木者。

● 补虚通络足浴方

　　【药物组成】黄芪30克，当归15克，白芍10克，川芎10克，红花10克，鸡血藤30克，苏木10克，牛膝10克，地龙10克，透骨草30克，伸筋草30克，威灵仙30克，桑寄生30克。足部发热者加知母10克、黄柏10克；足部发凉者加附子10克、肉桂10克。

　　【制法与用法】煎药取汁2000毫升，使液面保持在踝关节以上10～20厘米，每次泡足30～40分钟，每日1次。

　　【功效与主治】补虚通络。适用于糖尿病感觉异常，肢体疼痛麻木者。

● 温经通络方

　　【药物组成】大黄60克，伸筋草、海桐皮、透骨草、苦参、白及各40克，鸡血藤、川芎、桂枝、丹参、当归各30克，乳香、白芷、没药各24克，黄连、红花、黄柏、肉桂、虎杖、赤芍、威灵仙、金银花各20克，血竭10克。

　　【制法与用法】将上述药物打粉，平均分成8份。使用时将一份药物煎煮取汁3000毫升，温度40℃时泡足，每次足浴时间为20分钟，每日2次。

　　【功效与主治】活血祛瘀，温经通络，止痛。适用于糖尿病感觉异常，疼痛麻木者。

二、足疗综合外用方

● **五藤活血汤**

【药物组成】鸡血藤、青风藤、海风藤、钩藤和络石藤各 50 克，黄芪 40 克，透骨草、牛膝、当归、赤芍、丹参各 30 克。

【制法与用法】煎药取汁 4000 毫升，待水温在 40℃左右时，将双下肢进行浸泡，每次 30 分钟，早晚各 1 次，疗程为 4 周。

【刺血疗法】常规消毒局部皮肤后，由右手持 7 号注射针头，根据中医"点刺放血法"对患趾末端进行针刺，操作应快进快出，将浅表脉络刺破，深度以半分至一分为宜，待挤出血液呈鲜红色后停止放血，每 3 天刺络放血 1 次，疗程为 4 周。

【功效与主治】益气养阴，活血通络。适用于糖尿病感觉异常，疼痛麻木者。

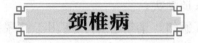

颈椎病

颈椎病是中老年人的常见病、多发病。临床表现以肩、臂、手的麻木或疼痛和/或头晕、耳鸣为主要症状。一般认为本病的发病是由于椎间隙变窄，椎体边缘骨质增生，椎间不稳定或项韧带钙化导致颈椎椎管或椎间孔变形、狭窄，以致直接刺激、压迫脊神经根、脊髓、椎动脉及交感神经等，从而引起一系列的临床症状。

足疗综合外用方

● **颈痛散**

【药物组成】当归、红花、防风、威灵仙、姜黄、羌活、透骨草、川乌各 20 克，冰片 80 克，米醋适量。

【制法与用法】将前 8 味药共研细末，冰片单包备用。每次取药粉 4 克，冰片 2 克，用米醋调为稀糊状，摊在两块 8 厘米×8 厘米的布上，分别贴在两足部颈椎反应区，或压痛点或小结节反应点，用胶布固定，每日 1 次，10 天为 1 个疗程。用药前用热水（以能耐受水温为宜）浸泡足部 10 分钟，在反应区按摩数分钟后再贴药，效果更佳。

【功效与主治】活血化瘀，祛风散寒，通络止痛。适用于颈椎病头晕头痛者。

风湿性关节炎

风湿性关节炎是一种常见的急性或慢性结缔组织炎症。可反复发作并累及心脏。临床上以关节和肌肉游走性酸楚、重着、疼痛为特征，属变态反应性疾病，是风湿热的主要表现之一，多以急性发热及关节疼痛起病。风湿性关节炎的典型表现是轻度或中度发热，游走性多关节炎，受累关节多为膝、踝、肩、肘、腕等大关节，常见由一个关节转移至另一个关节，病变局部呈现红肿、灼热、剧痛，部分患者几个关节同时发病，不典型患者仅有关节疼痛而无其他炎症表现，急性炎症一般于2～4周消退，不留后遗症，但常反复发作。若风湿活动影响心脏则可发生心肌炎甚至引起心脏瓣膜病变。

一、药物足浴外用方

● **威灵仙液**

【药物组成】威灵仙50克，甘草60克，松针60克。

【制法与用法】将上药水煎取汁，置于木盆中，先熏双足，待水温后浴足，1日1次。

【功效与主治】祛风止痛，散寒除湿。适用于下肢冷痛不能行走者。

● **苦参苍椒液**

【药物组成】苦参15克，苍术、花椒各10克，黄柏6克，防风、荆芥、川芎、甘草、当归、牡丹皮各3克。

【制法与用法】将上药放入药锅中，加适量水煎煮取汁浴足，1日1次，可同时浸浴患处或趁热先熏后洗。

【功效与主治】祛风散寒，活血通络。适用于风寒侵袭所致的筋骨疼痛及软组织损伤后肿胀疼痛。

● **温经止痛液**

【药物组成】制川乌、制附子、麻黄、桂枝、细辛、干姜、甘草各等量。

【制法与用法】将上药放入药锅中，加适量水煎煮，取汁浴足，1日1次，可同时浸浴患处或趁热先熏后洗。

【功效与主治】温阳祛风，活血止痛。适用于风寒湿痹及慢性腰痛。

- **灵仙蚕沙醋液**

【药物组成】威灵仙、蚕沙各100克，红花30克，米醋1000克。

【制法与用法】将上药浸泡于1000克米醋中7天后，取汁浴足，也可同时熏蒸患处。

【功效与主治】祛风止痛。适用于风湿性关节炎关节酸痛者。

- **桑枝四藤液**

【药物组成】桑枝500克，海风藤、络石藤各200克，忍冬藤、鸡血藤、海桐皮各60克，豨莶草100克。

【制法与用法】将上药放入药锅中，加适量水煎煮取汁浴足，1日1次，每次1小时，10日为1个疗程。

【功效与主治】疏风通络。适用于风湿性关节炎。

- **麻黄侧柏液**

【药物组成】麻黄、侧柏叶、冬青、北五加皮、小白蒿各适量。

【制法与用法】将上药放入药锅中，加适量水煎煮取汁浴足。1日1次，每次15~30分钟，7~14天为1个疗程。

【功效与主治】发汗散寒，祛风通络，强筋健骨。适用于风湿性关节炎。

- **桃蒲液**

【药物组成】桃枝并叶、石菖蒲各3份，秫米5份。

【制法与用法】上方水煎取汁浴足，每日2次，每次10~30分钟，每日1剂，连续5~7天。

【功效与主治】散寒除湿。适用于风寒湿痹、下肢发冷。

- **苍桃盐液**

【药物组成】苍耳子10份，桃仁、食盐各4份，赤小豆5份。

【制法与用法】上方水煎取汁浴足，可同时将患肢一并浸浴。

【功效与主治】祛风通络。适用于身体疼痛，四肢不遂，腰脚缓弱，骨节无力。

- **四藤二铁液**

【药物组成】龙须藤、大血藤、羊角七、青风藤、阴钩藤、铁灯台、铁箍散、风球、水菖蒲、柚子皮、艾叶各等量。

【制法与用法】上方水煎取汁，先熏蒸患处，待水温时足浴，每日2次，每次10～30分钟，每日1剂，连续7～10天。

【功效与主治】温经通络。适用于风寒湿痹。

● **羌防虫液**

【药物组成】羌活、防风、土鳖虫、川芎、木瓜、炒艾叶、五加皮、地龙、当归、伸筋草各30克。

【制法与用法】将上药放入药锅中，加适量水煎煮取汁浴足，每日2次，每次20～30分钟，每日1剂，连续3～5天。

【功效与主治】活血通络，祛风除湿。适用于风湿性关节炎。

● **二乌液**

【药物组成】生川乌、生草乌、伸筋草各20克，丹参30克，桂枝、艾叶各10克，川芎、威灵仙各15克。

【制法与用法】将上药放入药锅中，加适量水煎煮取汁，先熏患处，待药温适度时浴足，每日2次，每次10～30分钟，每日1剂。

【功效与主治】散寒止痛，舒经活络。适用于关节疼痛者。

● **草乌干姜二藤液**

【药物组成】生草乌、干姜各20克，络石藤、鸡血藤各50克，桂枝、伸筋草、川芎、丹参各15克。

【制法与用法】上方水煎取汁，先熏患处，待温时浴足，每日2次，每次10～30分钟，每日1剂。

【功效与主治】活血祛风，温经散寒。适用于瘫、痿、痹之偏风寒湿者。

【临床应用】小儿麻痹后遗症可加白酒100～200毫升同浴。

● **痹证方**

【药物组成】Ⅰ号方：独活、桂枝各100克，防风25克，威灵仙、秦艽、川芎、地枫各50克。

Ⅱ号方：虎杖、川乌、草乌、红花、小茴香、五加皮各15克，羌活、川芎各20克，桔梗25克，独活、当归、牛膝、木瓜各30克，延胡索、制马钱子各10克，50度白酒适量。

【制法与用法】Ⅰ号方水煎取汁，先熏患处，待温时浴足，每日2次，每次10～30分钟，每日1剂；Ⅱ号方加50度白酒浸泡20天以上，过滤备用，每次取15～30毫升，加入温水中浴足，每日2次，每次10～30分钟，每日1剂。

【功效与主治】散寒通络，祛风除湿。适用于风湿性关节炎关节酸痛者。

- **柏仁木瓜液**

【药物组成】柏子仁、木瓜、芒硝、金凤花各适量。

【制法与用法】将上药放入药锅中,加适量水煎煮取汁,先熏患处,待药温适度时足浴,每日2次,每次10~30分钟,每日1剂。

【功效与主治】除湿通络。适用于风湿性关节炎关节酸痛者。

- **二乌细辛液**

【药物组成】生川乌、生草乌、茅术、当归、鸡血藤、牛膝、生香附各10克,木瓜12克,川芎12克,郁金6克,独活6克,细辛3克。

【制法与用法】上药加水3000毫升,煮30~40分钟温浴双足,每日早晚各1次,5~10天为1个疗程,连续1~2个疗程。

【功效与主治】散寒除湿,通络止痛。适用于风湿性关节炎关节酸痛者。

- **马前细辛液**

【药物组成】马前子、细辛各10克,制天南星12克,生川乌、生草乌、透骨草、莪术、制没药、威灵仙、桑寄生、淫羊藿、皂角刺各15克,酒白芍20克。

【制法与用法】上药水煎取汁,每日早晚各1次,5~10天为1个疗程,连续1~2个疗程。

【功效与主治】祛风除湿,散寒通络。适用于关节冷痛者。

【临床应用】行痹加防风、羌活、独活;痛痹加桂枝、附子、海风藤;着痹加炒苍术、厚朴、豨莶草、路路通、海桐皮;热痹加忍冬藤、络石藤、生地黄、黄柏。

- **鸡血藤液**

【药物组成】鸡血藤150克,苏木、续断、狗脊、独活、羌活各100克,川芎、牛膝、乌梢蛇、血竭、儿茶各60克,红花30克,当归、制乳香、制没药各20克。

【制法与用法】将上药放入药锅内,加适量水煎煮,取汁浴足及熏洗患处,7日1次,2日1剂,15~30天为1个疗程。

【功效与主治】活血通络。适用于风湿性关节炎。

- **大桐留行液**

【药物组成】王不留行40克,大黄、海桐皮各30克,红花15克,马钱子、生半夏、艾叶各20克,葱须3根。

【制法与用法】将上药放入药锅内,加适量水煎煮取汁2000毫升浴足,每日2次，每日1剂，7日为1个疗程。

【功效与主治】通络止痛。适用于风湿性关节炎。

- 樟木屑液

【药物组成】樟木屑1斗半。

【制法与用法】将上药置于桶内，桶边放一木凳，以急流水一担煮沸泡之，桶内放一木凳，令人坐桶边，放足于桶内熏洗，并以草或布单围其外，勿令汤气入眼。每日足浴1次，每次1小时，7~10天为1个疗程。

【功效与主治】活络止痛。适用于风湿性关节炎。

二、药物足敷外用方

- 吴茱萸生姜糊

【药物组成】吴茱萸31克，生姜3克。

【制法与用法】将吴茱萸研末，生姜切碎，加酒同炒热，包敷患肢足心或双足心涌泉穴，每日1换。

【功效与主治】温阳通络。适用于下肢风湿痛。

- 萸姜大蒜糊

【药物组成】吴茱萸20克，生姜3片，大蒜1头。

【制法与用法】将吴茱萸研细末，加入生姜、大蒜捣烂成糊状，加酒炒热，包敷患肢足心涌泉穴，每日1换。

【功效与主治】温经散寒。适于痹证，关节疼痛较剧，阴雨天加重者。

- 山甲海蛤糊

【药物组成】穿山甲60克，大川乌60克，红海蛤60克，葱汁少许。

【制法与用法】将上药共研细末，每次取15克，和葱汁拌匀，贴敷于双足心，包扎固定，而后浸热水盆中，待身麻汗出，急去药。宜避风进行，每半月敷1次。

【功效与主治】温经通络。适用于风湿骨痛。

- 首乌五香冰片膏

【药物组成】何首乌、草乌、文蛤、续断、大黄、枳壳、栀子、川乌、羌活、桃仁、苦参、黄芩、益母草、海风藤、白鲜皮、威灵仙、玄参、白芷、荆芥、青皮、生地黄、藁本、木通、苍术、穿山甲、金银花、乳香、没药、樟脑、血竭各30克，连翘、黄连、黄柏各45克，木香、檀香、藿香各6克，麝香、冰片、丁香各1.5克，香油1500克，黄丹7500克。

【制法与用法】上药除后三味药外,余药用香油1500克熬枯去渣,用黄丹7500克收膏,再加入麝香、丁香、冰片,拌匀成膏备用,每次取适量贴于环跳穴、足三里穴、涌泉穴,每日1换。

【功效与主治】温阳通络,活血定痛。适用于腿脚痛。

三、足疗综合外用方

- **砂乌熨方**

【药物组成】针砂、川乌各适量。

【制法与用法】将川乌研末,二者和匀,炒热,绢布包裹,热熨双足心,1日1次。

【功效与主治】温经除湿。适用于风湿脚痛。

- **黄荆熏方**

【药物组成】黄荆根适量。

【制法与用法】将黄荆根点燃,置盆中,熏双足心涌泉穴及痛处,汗出即愈。

【功效与主治】散寒除湿。适用于药脚湿气作痛,不能履地者。

骨性膝关节炎

骨性膝关节炎是膝关节的局部损伤及炎症和慢性劳损引起关节面软骨变性,软骨下骨板反应性骨损,导致膝关节出现一系列症状和体征。

骨性膝关节炎的患病率与患者的年龄、性别、民族及地理因素有关,现代医学认为骨性膝关节炎是多种因素综合作用的结果,主要因素有软骨基质合成和分解代谢失调、软骨下骨板损害使软骨失去缓冲作用、关节内局限性炎症等。症状:多见于中老年人。受累关节隐痛,初期活动、受累后加重,休息后减轻,进而持续疼痛,伴关节僵硬,活动后见好转。后期关节肿胀、增大,活动受限、畸形,但无关节强直。

一、药物足浴外用方

- **祛湿止痛方**

【药物组成】防风6克,桃仁10克,海桐皮10克,苍术20克,伸筋草30

克，忍冬藤 30 克，怀牛膝 20 克，川椒 10 克，红花 10 克。

【制法与用法】将中药用水煎制 1500 毫升并进行足浴和熏洗，每次 20 分钟，每日 1 次，持续治疗 30 天。

【功效与主治】祛风除湿，散寒止痛。适用于关节冷痛僵硬者。

二、足疗综合外用方

● 膝关节通利方

【药物组成】鸡血藤、川椒、制草乌、制川乌各 12 克，伸筋草、透骨草、独活、牛膝各 20 克。

【制法与用法】将中药用水煎制 1500 毫升，嘱患者保持坐位，膝盖以下全部暴露，下肢放到热水中进行熏洗，每日 1 次，两周为 1 个疗程。

【推拿方法】嘱患者保持俯卧位，于患侧站立，大腿外侧和后侧采用滚法按摩，膀胱经络向下选择一指禅推拿方法，将腘窝周围作为按摩重点，治疗指标以透热为准。膝关节周围穴位选择一指禅联合点按弹拨的方法，根据患者耐受力调整力度。调整体位成仰卧位，同样于患侧站立，对脾胃经络采用均匀力度揉拿，将膝关节周围组织和股四头肌作为重点。

【功效与主治】活血通络，祛湿散寒，通利关节。

直肠脱垂

直肠脱垂又称脱肛，是肛管、直肠及部分乙状结肠向下移位脱出肛门外的一种疾病。脱出部分仅为直肠黏膜者，称为部分性脱垂。

脱肛发病比较缓慢，起初只有在大便时感觉肛门坠胀，有物脱出，便后能自行回纳，若时间较长又没有及时治疗，则直肠的脱垂程度会日趋严重，直肠、部分乙状结肠全层脱出，甚至咳嗽、负重、行走、下蹲时也会脱出，而且不易复位。有时可伴有面色萎黄、神疲乏力、心悸、头晕或肛周红肿灼热、痛痒等。

一、药物足浴外用方

● 石榴皮汤

【药物组成】石榴皮 50 克，苦参 60 克，五倍子 40 克，白矾、石菖蒲各

20克。

【制法与用法】将上药放入药锅内,加适量水煎煮取汁浴足,同时进行坐浴,每日1~2次,每日1剂。

【功效与主治】收敛除湿。适用于直肠脱垂。

- 鲜匙叶草汤

【药物组成】鲜匙叶草全草120克。

【制法与用法】将上药放入药锅内,加适量水煎煮取汁浴足,同时进行坐浴,每日1~2次,每日1剂。

【功效与主治】清热利湿。适用于直肠脱垂。

- 曼陀罗汤

【药物组成】曼陀罗花子(连壳)1对,橡碗16个,芒硝适量。

【制法与用法】将前两味捣碎,水煎三沸后置浴盆中,冲入芒硝,候温浴足,同时进行坐浴,每日1~2次,每日1剂。

【功效与主治】除湿消肿。适用于直肠脱垂。

二、药物足敷外用方

- 蓖麻糊

【药物组成】蓖麻子15克。

【制法与用法】将蓖麻子去壳留仁,捣烂成糊状,外敷双足心涌泉穴,每日1换。

【功效与主治】温肾益气。适用于直肠脱垂者。

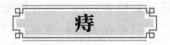

痔

人们常说"十人九痔",可知痔的发病率之高。本病是因直肠静脉回流障碍从而导致直肠末端黏膜下和肛管皮下静脉丛发生扩张或曲张形成的静脉团。在临床上根据静脉团的位置不同把痔分为内痔、外痔和混合痔3种类型。内痔和外痔以齿状线为界,生在齿状线以上的称为内痔,生在齿状线以下的称为外痔,齿状线上下都有的称之为混合痔。

在临床上,内痔较为多见,表现为排便出血、痔核脱出,若痔核继发感染时,则疼痛剧烈;外痔的主要表现为肛门有异物感,若痔核破裂或有血栓形成则会有剧烈疼痛；混合痔具有二者共同特征，所以病情较为严重。

药物足浴外用方

● 独根汤

【药物组成】槐根 50 克，或桃根 100 克，或杉树根 500 克。

【制法与用法】将上药放入药锅内，加适量水煎煮取汁浴足，同时坐浴熏洗，每次 10~20 分钟，每日 1 剂。

【功效与主治】清热凉血，解毒消肿。适用于痔。

● 凤眼草汤

【药物组成】凤眼草 60 克，细辛 28 克，威灵仙、荆芥穗、枳壳、乳香各 30 克。

【制法与用法】将上药放入药锅内，加适量水煎煮取汁浴足，同时坐浴熏洗。每日 1 剂。

【功效与主治】祛风活血止痛。适用于肠风痔疾、经久不瘥、痔已成瘘；疮口脓汁涓涓不绝及痒痛不止者尤佳。

● 苍柏野菊汤

【药物组成】苍术 30 克，黄柏、野菊花各 15 克，川乌、草乌、赤芍、大黄各 10 克。

【制法与用法】将上药放入药锅内，加适量水煎煮取汁浴足，同时坐浴熏洗，每次 10~20 分钟，每日 1 剂。

【功效与主治】活血消肿止痛。适用于肛门水肿，血栓性外痔疼痛、肿胀者。

● 大黄红花汤

【药物组成】生大黄 20 克，红花 10 克，乳香、没药各 6 克，苦参、白及、芒硝各 30 克。

【制法与用法】上方水煎取汁足浴，同时坐浴，每日 2~3 次，每次 40 分钟，一般疼痛可在 24 小时内减轻或消失。

【功效与主治】活血消肿，利湿止痛。适用于湿热血瘀型外痔。

● 葱须汤

【药物组成】葱须适量。

【制法与用法】将葱须放入药锅内，加适量水煎煮取汁足浴，同时坐浴熏洗，每次 10~20 分钟，每日 1 剂。

【功效与主治】散寒消肿。适用于痔。

- **痔疮止痛法**

【药物组成】鹅不食草30克，苦参、鱼腥草、黄柏、槐角、赤芍各15克，黄芩12克，地榆炭9克，生甘草6克。

【制法与用法】上方水煎两次，二液合并，兑入沸水1000毫升，先熏洗后坐浴，每次30分钟，早晚各1次，6天为1个疗程，连续1~3个疗程，可同时配合足浴。

【功效与主治】散瘀止痛，清热止血。适用于内痔、外痔、混合痔。

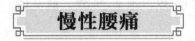

慢性腰痛

没有明显外伤史的腰部软组织损伤统称为慢性腰痛。慢性腰痛的病因有多种，常见的有韧带劳损、筋膜劳损、腰肌劳损、第三横突综合征及梨状肌综合征等。腰痛除与肾脏功能改变有关以外，风湿、跌仆闪挫等都可以导致本病的发生。现代研究表明，脊柱的结构和应力不平衡是产生腰痛的根本原因。

慢性腰痛的主要症状为腰背部酸痛或胀痛，时轻时重，经常反复发作，休息后减轻，有时候改变体位也会使症状减轻。寒湿病者的病情变化常与天气变化有关，喜暖畏寒，阴雨天气及潮湿环境或感受风寒时疼痛加重，腰痛如折，不能直立，活动受限，稍做活动后，以上症状会有好转。

一、药物足浴外用方

- **补肾散寒方**

【药物组成】红花30克，威灵仙60克，血竭20克，牛膝30克，干姜60克，艾叶30克，补骨脂30克，川芎30克，川乌30克，草乌30克，透骨草30克，桂枝25克，赤芍30克。

【制法与用法】将药物煎煮取汁，药液倒入木制的泡脚桶内，桶内放些鹅卵石，以起到按摩脚部穴位作用，协助患者取坐位，泡30~40分钟身体微微发汗为宜。

【功效与主治】补益肝肾，散寒祛湿，活血止痛。适用于慢性腰痛。

- **壮肾健腰方**

【药物组成】肉桂30克，吴茱萸20克，生姜25克，葱头30克，花椒10克。

【制法与用法】煎药取汁2000毫升，待水温下降至45℃时，浸泡双足30分钟左右，每日1次。

【功效与主治】温脾益肾，理气止痛。适用于脾肾阳虚、腰痛隐约缠绵、酸胀乏力。

二、药物足敷外用方

● 附子米醋糊

【药物组成】生附子适量。

【制法与用法】将生附子研为细末，加米醋适量调为稀糊状外敷双足心涌泉穴及命门穴，每日1换，连续5～7天。

【功效与主治】散寒除湿。适用于寒湿腰痛。

● 附子白酒糊

【药物组成】附子30克。

【制法与用法】将附子研为细末，用适量白酒调为稀糊状外敷于双足心涌泉穴，每日1换。

【功效与主治】温阳益肾，散寒除湿。适用于寒湿腰痛，肾虚腰痛及急性腰扭伤。

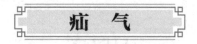

疝 气

临床上主要把疝气分为三种：腹股沟斜疝、腹股沟直疝和股疝。此外还有脐疝（包括先天性脐疝和婴儿脐疝），也属于疝气范畴。

疝气患者站立时腹腔脏器可突入阴囊，或不进入阴囊而只突起于大腿根部。平卧休息时可以回纳腹腔，包块消失，多伴有疼痛。腹股沟斜疝多见于男性，婴幼儿多发；腹股沟直疝多见于老年人；股疝好发于中年妇女。

一、药物足浴外用方

● 苏艾防风汤

【药物组成】紫苏叶30克，艾叶20克，防风15克。

【制法与用法】将上药水煎至沸，放脚盆内，先熏蒸足部，候温洗之。每日1次，每次30分钟。

【功效与主治】温阳理气。适用于小肠气,肾囊(阴囊)坚硬,小便不通者。

二、药物足敷外用方

- 蓖麻丸

【药物组成】蓖麻子7枚,适量米饭或适量面粉。

【制法与用法】上药与适量米饭或适量面粉共捣为丸,贴敷于双足心涌泉穴,左疝取右,右疝取左,两疝共取。每日1次。

【功效与主治】健脾利湿。适用于疝气。

- 疝气验方

【药物组成】白胡椒3克。

【制法与用法】将上药研末,水调糊状分贴双足心涌泉穴及脐处,外盖棉花,胶布固定,每半月换1次。

【功效与主治】温中健脾,和胃利湿。适用于疝气。

- 蓖麻叶糊

【药物组成】蓖麻叶适量,食盐少许。

【制法与用法】将蓖麻叶和食盐混匀捣烂,外敷双足心涌泉穴,每日1换。

【功效与主治】清热利湿。适用于疝气。

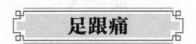

足跟痛

足跟痛主要指跟骨底面由于慢性损伤所引起的疼痛。常伴有跟骨结节骨刺。中老年多见,体形肥胖妇女易患此症,偶见于有外伤史者。本病起病缓慢,可有数月或数年的缓慢病史。

足跟疼痛常一侧患病,疼痛多在晨起后站立时较重,活动后疼痛减轻。但是活动过久疼痛又加重,可伴有足底胀麻感或紧张感,遇热疼痛减轻,遇冷则疼痛加重。局部检查在跟骨跖面的根骨结节处可有压痛。

一、药物足浴外用方

- 当归木瓜液

【药物组成】当归、木瓜、皂角、血余(人发)各等量。

【制法与用法】将上药水煎取汁，浴足 20～30 分钟，拭干后搓双足心 200～300 次，以热为度，1 日 1 次，早晚各用手搓足跟部。

【功效与主治】活血通络。适用于骨刺、足跟痛。

- 黄豆根液

【药物组成】黄豆根 500 克，或茄子根 500 克。

【制法与用法】将上药水煎取汁，浸足 15～20 分钟，每日数次，每日 1 剂。

【功效与主治】祛风通络。适用于足跟痛。

- 米醋足浴液

【药物组成】米醋 1000 克。

【制法与用法】将米醋加热，每日浸脚数次，每次 1 小时，2 日 1 剂，连续 30～60 天。

【功效与主治】软坚散结，活血化瘀。适用于足跟痛。

- 跟疼足浴方

【药物组成】乳香 5 克，红花 10 克，没药、大黄、威灵仙、川芎各 15 克，豨莶草、鸡血藤、伸筋草各 30 克。

【制法与用法】将上药水煎浴足，早晚各 1 次，每次 1 小时，每剂可用 3 天。

【功效与主治】活血止痛，化瘀通络。适用于足跟痛。

- 跟骨痛症熏洗方

【药物组成】木瓜、透骨草、海桐皮、鸡血藤、威灵仙各 20 克，川续断 15 克，麻黄、桂枝、当归尾、木鳖子、乳香、没药、伸筋草各 12 克，红花 10 克。

【制法与用法】上药以水大半盆浸泡约 20 分钟后微火加热至沸为度，先用毛巾热敷，待药液凉至患者能耐受时浴足，每次 40 分钟，早晚各一次，1 剂可用 3 日，洗毕嘱患者自行按摩局部 15 分钟左右。

【功效与主治】祛风通络，活血化瘀，散寒止痛。适用于足跟痛。

- 皂刺醋溶液

【药物组成】皂角刺 80 克，陈醋 1000 毫升。

【制法与用法】上药与陈醋 1000 毫升共置盆中，煎沸后，熏洗足跟部，待药液变温，再泡患处 20 分钟，每日 2 次，每剂用 2 天，15 天为 1 个疗程，连续 1～2 个疗程。

【功效与主治】软坚散结，活血止痛。适用于足跟痛。

- **花龙熏洗方**

【药物组成】红花、地龙各30克,防己40克,独活、透骨草、牛膝、当归、防风、赤芍各20克,大黄、栀子各15克,米醋25毫升。

【制法与用法】将上药加水2500毫升,煮沸10分钟后,加米醋25毫升于药液中,先熏患处,待温时浴足,每次30分钟,每日2次,2日1剂,连续1~3周。

【功效与主治】活血化瘀,除湿散寒。适用于足跟痛。

- **蒺藜醋煎**

【药物组成】蒺藜、透骨草各50克,白菊花30克,米醋500毫升。

【制法与用法】上药加水2000毫升,先浸泡半小时,待煎至1500毫升时加米醋500毫升,再煎10分钟即可。待温时浴足,1日2次,每次20分钟,2日1剂。

【功效与主治】软坚通络,化刺止痛。适用于跟骨骨刺。

- **二骨液**

【药物组成】寻骨风、透骨草、白毛藤各30克,独活15克,乳香、没药、血竭各10克,老鹳草、黄蒿各20克。

【制法与用法】上药水煎取汁,趁热浴足,每次20~30分钟,每日2次,每日1剂,7天为1个疗程,连续1~2个疗程。

【功效与主治】活血祛风通络。适用于足跟痛。

- **熟地肉桂液**

【药物组成】熟地黄25克,肉桂3克,牛膝、木瓜、杜仲、枸杞子、当归各10克,防风、炙甘草各6克。

【制法与用法】上药水煎取汁,趁热浴足,每次20~30分钟,每日2次,每日1剂,7天为1个疗程,连续1~2个疗程。

【功效与主治】补肾壮骨。适用于肾虚型足跟痛。

- **当归灵仙液**

【药物组成】当归、威灵仙各30克,川芎、乳香、没药、栀子各15克。

【制法与用法】上药水煎取汁浴足,1日2次,每日1剂,7天为1个疗程,连续1~2个疗程。

【功效与主治】散寒止痛。适用于足跟痛。

- **艾叶乌梅液**

【药物组成】艾叶60克,乌梅15克。

【制法与用法】上药水煎取汁，趁热浴足，每次20～30分钟，1日2次，每日1剂，7天为1个疗程，连续1～2个疗程。

【功效与主治】活血止痛。适用于足跟痛。

- 灵仙米醋液

【药物组成】威灵仙60克，乌梅、石菖蒲各30克，艾叶、羌活、独活、蜀羊泉各20克，红花15克，米醋500毫升。

【制法与用法】将上药置米醋500毫升中浸泡片刻，再加水2500毫升煎煮，沸后盛于小盆中，以布盖脚上熏至水不烫时，再浸泡足跟。拭干后以右拇指用力按摩患处1分钟左右，1日1次，1剂方药可反复煎煮8次。

【功效与主治】祛风通络，软坚散结。适用于足跟痛。

- 土鳖虫液

【药物组成】土鳖虫40克，五灵脂、芥子、制草乌、三棱各30克，威灵仙、楮实子、马鞭草、苏木、海带、皂角刺、蒲公英、延胡索、汉防己各60克，米醋100毫升，鲜葱100克。

【制法与用法】先将上药加水适量，用旺火煎沸后，再煎3～5分钟即可，把葱连根须洗净，摘段放脚盆内，趁药液温热时，把患足放进药液内浸泡30～60分钟，浸后拭干，1日2次，继续浸用时，可将药煎后再用，每剂药浸2天后，更换新药。

【功效与主治】活血通络，散结止痛。适用于足跟痛。

- 夏枯草米醋液

【药物组成】夏枯草50克，食醋1000毫升。

【制法与用法】将夏枯草放入食醋1000毫升中浸泡2～4小时，然后煮沸15分钟，先熏后洗患处20分钟，每日1～3次，每剂可用2天，少则3～4剂，多则7～8剂，疼痛即可缓解或消失。

【功效与主治】清热散结，通络止痛。适用于足跟痛。

- 舒筋通络方

【药物组成】木瓜10克，接骨木（扦扦活）20克，威灵仙20克。

【制法与用法】煎药取汁1000毫升，每晚临睡前浸浴，10天为1个疗程。

【功效与主治】舒筋活血，通络止痛。适用于足跟痛。

- 舒足液

【药物组成】夏枯草、当归、川芎、木瓜、透骨草、地龙、路路通、牵牛子、木香、生姜、威灵仙各15克。

【制法与用法】煎药取汁2000毫升，每天2次足浴，每次30分钟，足浴后用手按摩足跟部10～30分钟。

【功效与主治】活血化瘀，温通经络。适用于妇女产后足跟痛。

- **补益止痛方**

【药物组成】独活10克，怀牛膝10克，威灵仙8克，九节茶10克，红花、苏木各5克。

【制法与用法】煎药取汁2000毫升，浸泡双足，药液以高于脚踝10厘米为度。每次浸泡30分钟。每天2次，1周为1个疗程。

【功效与主治】补益肝肾，活血止痛。适用于肾虚血瘀型足跟痛。

- **乌星汤**

【药物组成】川乌15克，七星草15克，马钱子10克，续断30克，川芎30克，红花15克，桂枝30克，干姜20克，伸筋草20克，木瓜30克，细辛10克，独活30克。

【制法与用法】煎药取汁3000毫升，每天浸泡1次，每剂药可用3天，2剂为1个疗程。

【功效与主治】活血祛瘀，舒筋活络，温经止痛。适用于足跟痛。

【注意事项】方药之中部分药物有毒，如川乌、马钱子。切忌内服，治疗后须洗手。

二、药物足敷外用方

- **三生散**

【药物组成】生川乌、生草乌、生天南星各等份。

【制法与用法】将上药研为细末，装瓶密封备用，每次取1.5～2克掺于黑膏药中调匀，趁热贴患处，外用绷带固定，每5～7天换药一次，一个月即可控制病情。

【功效与主治】祛风止痛。适用于足跟痛。

- **杏矾柳叶糊**

【药物组成】杏仁4克，白矾6克，柳叶10克。

【制法与用法】将上药共捣为糊状，外敷跟痛处，包扎固定，每日1换，连续3～5天。

【功效与主治】化瘀通络。适用于足跟痛。

- 川乌末

【药物组成】生川乌 30 克。

【制法与用法】将生川乌研末,以适量粮食酒调为糊状,晚上睡前用温水浴足后,将药糊均匀摊于足跟痛处,外用塑料布包好,每日 1 换。治疗期间不宜做剧烈运动,一般连续用药 2～3 次,每次用药 24 小时,疼痛即可消除,病去即止,不可久用。

【功效与主治】祛风止痛,散寒通络。适用于足跟痛。

- 灵仙陈醋糊

【药物组成】威灵仙 5～10 克,陈醋适量。

【制法与用法】将威灵仙捣碎,用适量陈醋调为膏状备用。先将患处浸泡热水中 5～10 分钟,擦干后将药膏敷于足底部,外用绷带包扎,休息时可将患足放在热水袋上热敷,每 2 天换药一次,连续 3～5 次。

【功效与主治】祛风止痛。适用于足跟痛。

- 消刺膏

【药物组成】威灵仙 60 克,透骨草、乳香、没药各 20 克,生川乌、生草乌、血竭各 10 克,冰片、麝香、米醋各适量。

【制法与用法】上药共研细末,用米醋调为糊状药膏,使用时视疼痛面积及骨刺位置大小,将药膏涂在纱布纱垫上,外敷于皮肤表面,胶布固定,隔日一换,10 次为 1 个疗程。

【功效与主治】祛风散寒,温经通络,活血化瘀。尤其适用于跟骨骨刺。

【临床应用】皮肤有溃烂者忌用,敷药后若出现皮肤过敏、湿疹、瘙痒者,应立即停药,待 2～3 天后疹退再用。

- 速效骨质增生散

【药物组成】乳香、没药、生川乌、芥子各 20 克,生马钱子、花椒各 10 克,穿山甲 10 克,麝香少许,食醋适量。

【制法与用法】将马钱子放凉水中浸泡 5～7 日,每日换水 1 次,而后切片烤干与余药共研细末。每次取少许用食醋调湿后装入布袋中,蒸锅内蒸热后外敷患处,1 日 1 次,10 日为 1 个疗程。

【功效与主治】祛风除湿,舒筋活络,活血止痛。适用于足跟痛。

- 川透草糊

【药物组成】川芎、透骨草各 150 克,制乳香、制没药各 200 克。

【制法与用法】上药共研细末,根据患处大小取药适量,用醋适量调成稠糊状，摊布上，外敷患处，纱布包扎，间隔5～7日换药，2～7次即可痛止而愈。

【功效与主治】祛风通络，散寒止痛。适用于足跟痛。

● **酒化跌打丸**

【药物组成】跌打丸2枚，白酒适量。

【制法与用法】将跌打丸以适量白酒蒸化成膏状，洗净患处，药膏摊于纱布上外敷患处，以热水袋或装有热水的瓶子定时加热，12小时换药1次，每日2次，连续1周。

【功效与主治】活血止痛。适用于跟骨骨刺。

● **苍耳糊**

【药物组成】苍耳叶适量。

【制法与用法】将苍耳叶捣烂，以小片塑料薄膜垫敷患处，干后换药，不拘次数。

【功效与主治】通络止痛。适用于足跟痛。

【临床应用】一般5～6天见效，疼痛消失后，骨质增生仍存在，但不再发展。若有小疱产生可按烫伤处理，伤好后继续用药。

● **蜈鳖散**

【药物组成】蜈蚣、鳖甲各等份，米醋适量。

【制法与用法】上药共研细末，每取适量米醋调成糊状，外敷患处，每日1换，7天为1个疗程，连续3个疗程。

【功效与主治】活血通络，软坚散结。适用于足跟痛。

【注意事项】治疗期间穿软底鞋，尽量减少活动。

● **姜黄山甲糊**

【药物组成】姜黄、赤芍、栀子、白芷各12克，穿山甲6克，冰片3克，米醋适量。

【制法与用法】上药共研细末，加适量米醋调为糊状外敷患处，外用塑料薄膜包扎固定，夜敷日除，药干加醋，每剂可连敷3夜，1个月为1个疗程。

【功效与主治】活血通络。适用于跟骨骨刺，足跟痛。

【临床应用】治疗跟骨骨刺10例，均愈。

● **壁虎散**

【药物组成】壁虎、朱砂各6克。

【制法与用法】将二药共研细末，置麝香膏中央，外贴患处，每日1换，连续7～10天。

【功效与主治】活血通络。适用于足跟痛。

三、足疗综合外用方

- **二乌足浴液**

【药物组成】制川乌、制草乌、木瓜、红花各30克。

【制法与用法】将上药水煎取汁,浸洗患处,每日1剂,1日2次,洗毕用拇指或掌根沿跟骨内、外侧进行按摩,然后按摩足跟底部,手法由轻到重,每次半小时,每日2次。连续1~2周。

【功效与主治】活血化瘀,通络止痛。适用于足跟痛。

- **皂发液**

【药物组成】皂角60克,血余(人发)炭16克。

【制法与用法】上药水煎取汁浴足,1日2次。同时配合针刺足跟后方正中线赤白肉际处,针尖向前,深八分至一寸,捻转留针30分钟,1日1次,3~5次即可。

【功效与主治】活血止痛。适用于足跟痛。

- **隔姜灸治法**

【药物组成】鲜生姜、艾绒各适量。

【制法与用法】将鲜生姜(大者为宜)切成0.3~0.5厘米厚的薄片,中间以针穿数孔,另将艾绒捏成塔形艾炷放姜片上,灸患侧足跟部,待艾将燃尽、脚跟感灼痛时,用姜片摩擦局部,每日1~2次,连续1周。

【功效与主治】温经通络,化瘀止痛。适用于寒湿侵袭之足跟麻木不仁、冷痛,或走路痛甚,或不可落地者,对跌打扭伤所致者欠佳。

- **川芎草乌糊**

【药物组成】川芎15克,生草乌5克。

【制法与用法】将上药研为细末,装入与足跟大小适应的布袋内,厚0.3~0.5厘米,垫于鞋内足跟下,垫前先将75%酒精洒于袋上,以保持药末湿润为度,5~7天更换1次,疼痛消失后继续巩固治疗1周。

【功效与主治】活血定痛。适用于足跟痛。

- **仙人掌外熨方**

【药物组成】仙人掌。

【制法与用法】先将仙人掌两面毛刺用刀刮去,然后剖成两半,用剖开的一面敷于足跟疼痛处,外用胶布固定,12小时后再换另外半片,冬天可将剖开的一面放热锅内烘煮4分钟，待烘热后再敷患处。一般于晚上贴敷，在治疗期间穿布底鞋为宜，适当活动，使经脉血气畅通。或将仙人掌剖开切成大小适宜片状放鞋内，正对疼痛患处为佳，贴敷两天，休息半天，连续2~4周。

【功效与主治】畅通经脉气血。适用于足跟痛。

- **生铁落熨法**

【药物组成】生铁落200克，陈醋适量。

【制法与用法】将生铁落用陈醋适量拌匀，装在布袋中上笼蒸，待药发热时，将患足足跟置药袋上，热熨30分钟，1日1次，10天为1个疗程。

【功效与主治】活血通络。适用于跟骨骨刺。

- **跟骨散**

【药物组成】胆南星、法半夏、蜈蚣、全蝎各4份，血竭2份，冰片1份。

【制法与用法】上药按比例研细，装入瓶中备用，使用前先用热水浸泡患足30分钟以上，并把患足跟部角质层尽量刮去，将上药适量装入与足跟大小相符的布袋中，并用白酒适量将药浸湿，鞋底先放一块塑料布以防止药液渗入鞋底，然后放上药袋，穿上鞋，药袋两天更换1次，脚要每日用热水洗1次，10天为1个疗程，连续2个疗程。

【功效与主治】活血化瘀，通络止痛。适用于足跟痛。

- **二乌酒醋液**

【药物组成】生川乌、生草乌、马钱子、皂角刺各50克，细辛20克，红花、白胡椒各10克，桂枝、牛膝、骨碎补各30克，冰片3克，米醋50毫升、75%酒精150毫升，盐少许。

【制法与用法】将上药置于米醋50毫升、75%酒精150毫升中，加盐少许，浸泡一周后备用，先将患处朝上放置，将纱布一块折叠三层放药液中，浸湿敷于患处，将直流电疗机两个电极分别置于两侧药垫上，通电后调节至中档，同时将患处置于TPP治疗机或红外线照射下，相距20~30厘米，注意随时加入中药浸液，使纱布保持温润。每次15~30分钟，1日1次。

【功效与主治】通络止痛。适用于足跟痛。

- **二乌散**

【药物组成】生川乌、生草乌各等量。

【制法与用法】将上药共研细末，装入小布袋中，垫于足跟下，5日1换。

【功效与主治】通络止痛。适用于足跟痛。

【临床应用】一般经过5~10天，疼痛可减轻乃至消失。

- 牛骨醋熏方

【药物组成】牛骨、米醋、干桑木各适量。

【制法与用法】将地面挖一直径和深度约 20 厘米的圆坑,并在一旁挖一通向坑底的进风洞,坑内先放适量干桑木点燃,再将牛骨放入,待其燃烧后,患者将足跟悬在坑上熏烤,同时不断用米醋涂擦患处,每次熏烤 3~5 小时,3 日 1 次,一般 3~5 次显效。

【功效与主治】化痰散结。适用于足跟痛。

- 蚯蚓熨方

【药物组成】活蚯蚓数条,白糖适量。

【制法与用法】将适量白糖与活蚯蚓混匀,顷刻化为黏液,外涂骨质增生处,外裹白纸,白布包扎,用热水袋加热,反复熨烫,直至黏液烫干为度,每日 2 次。

【功效与主治】通络止痛。适用于足跟痛。

- 二虫透骨汤

【药物组成】全蝎 15 克,蜈蚣 10 条,桂枝、没药、红花各 10 克,虎杖 30 克,透骨草 50 克。

【制法与用法】上药加水煎沸熏洗患处至出汗为度,然后用毛巾蘸药液外敷患处,再以温热药液浸洗患处 30 分钟,每晚 1 次。

【功效与主治】活血化瘀,通络止痛。适用于足跟痛。

- 疏经宣痹方

【药物组成】怀牛膝 12 克,独活 15 克,海桐皮 15 克,炙乳香 9 克,红花 6 克,木瓜 15 克,苏木 6 克,烫骨碎补 15 克,伸筋草 20 克。

【制法与用法】煎药取汁 2000 毫升,足浴 15~20 分钟。然后以点按、点揉手法按摩昆仑穴 10~15 分钟。每日睡前足浴、按摩 1 次,2 周为 1 个疗程。

【功效与主治】疏调经脉,宣通痹阻。适用于足跟痛。

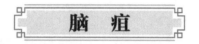

脑 疽

脑疽又名脑后发、项中疽、对口疮。是指发生在枕骨之下位于大椎穴之上的一种弥漫性溃疡肿毒,患者多见脑后作痛,局部漫肿不消,呈蜂窝状,破则流脓。常迁延难愈，病情缠绵。

本病多为平素喜食油腻厚甘、爆炒焦辣之品，或因吸烟、饮酒，致使湿热邪毒上犯头部，邪毒结聚而成。在做足部辅助治疗时，可选用以下处方。

药物足浴外用方

- **五枝汤**

【药物组成】桃树枝、槐树枝、野艾枝、柳树枝、桑树枝各等份，花椒少许。

【制法与用法】上方水煎两次，二液合并，而后将双足泡入温热药液内20～30分钟，每日1剂，10天为1个疗程，连续1～2个疗程。

【功效与主治】清热解毒，祛风胜湿。适用于脑疽。

血栓闭塞性脉管炎

血栓闭塞性脉管炎是一种慢性、周期性加剧的全身中小静脉阻塞的病变。主要累及下肢，多见于男性青壮年。依据本病的发展过程，临床上将之分为以下几期。

① Ⅰ期（局部缺血期）：表现为间歇性跛行，患肢麻木、发凉、酸胀、易疲劳，足背及胫后动脉搏动减弱或消失。

② Ⅱ期（营养障碍期）：疼痛转为持续性，夜间加剧，患肢动脉搏动消失，足部不出汗，皮肤干燥、呈潮红或紫红色，小腿肌肉萎缩。

③ Ⅲ期（坏死期）：除以上症状加重外，患肢趾端发黑、干瘪、坏疽、形成溃疡。若继发感染，可转为湿性坏疽，很难愈合，疼痛更剧。

本病属中医"脱疽""脱骨疽"范畴，治当活血化瘀、清热解毒、利湿止痛。辅助治疗时，可选用以下足疗处方。

一、药物足浴外用方

- **独活桑枝液**

【药物组成】独活、桑枝各30克，当归、威灵仙各15克。

【制法与用法】将上药放入药锅内，加适量水煎煮取汁浴足，浸至膝部，每次1剂，1日2次，每次30～50分钟，10天为1个疗程，连续2个疗程。

【功效与主治】温经通络。适用于脉管炎。

- 温经二乌液

【药物组成】川乌、草乌、苍术、独活、桂枝、防风、艾叶、花椒、刘寄奴、红花、透骨草、伸筋草各9克。

【制法与用法】将上药放入药锅内，加适量水煎煮取汁浴足，浸至膝部，每次1剂，每日2次，每次30~50分钟，10天为1个疗程，连续2个疗程。

【功效与主治】温经活血止痛。适用于脉管炎。

- 温阳伸筋液

【药物组成】桂枝、附片、伸筋草、苦参各15克。

【制法与用法】上方水煎取汁浴足，浸至膝部，每次1剂，每日2次，每次30~50分钟，10天为1个疗程，连续2个疗程。

【功效与主治】温阳散寒，除湿通络。适用于脉管炎。

- 蛭龙通络液

【药物组成】水蛭、地龙各30克，桂枝、甘草各20克，牛膝、附子各15克，桃仁、苏木、红花、血竭、乳香、没药各10克。

【制法与用法】将上药水煎取汁浴足，浸至膝部，每天3次，每次30分钟，每日1剂，10天为1个疗程，连续3~5个疗程。

【功效与主治】活血逐瘀，温阳通络。适用于脉管炎。

- 清热通络液

【药物组成】苏木、金银花、蒲公英、当归、柴胡、桑枝各30克，红花、芒硝、乳香、没药各15克。

【制法与用法】上药共研细末，加水2000~3000毫升，水煎取汁浴足，每日1~2次，每次90分钟，每日1剂。

【功效与主治】清热通络，活血化瘀，消肿止痛。适用于脉管炎伴红肿热痛者。

- 桑花散

【药物组成】桑枝、芒硝、苦参各30克，红花15克。

【制法与用法】上药共研细末，加水2500~3000毫升，水煎取汁浴足，每日1~2次，每次30分钟。

【功效与主治】通络消肿。适用于深静脉炎，肿胀甚者。

【临床应用】若患肢红肿，加蒲公英、紫花地丁；若患肢紫暗发凉者，去苦参，加桂枝、艾叶。

- **活血透骨液**

【药物组成】红花、当归、川芎、虎杖、丹参、透骨草各100克。

【制法与用法】上药水煎取汁浴足，每日1～2次，每次30分钟，7～10天为1个疗程。

【功效与主治】活血通络。适用于脉管炎瘀血阻络型。

- **椒艾洗方**

【药物组成】花椒、槐枝、生川乌各10克，艾叶、透骨草、当归、苏木、桑枝各30克，桂枝、防风各15克，蒜瓣适量。

【制法与用法】上药前10味共为粗末，蒜瓣捣泥，加水2500～3000毫升，水煎取汁浴足，每日1～2次，每次30分钟。

【功效与主治】温经散寒，活血祛风。适用于脱疽初起，寒凝脉痹者。

【注意事项】局部已溃烂者不宜。

红斑性肢痛症

红斑性肢痛症为一种少见的肢体远端（尤其是两足）阵发性血管扩张，伴有烧灼样疼痛，皮肤发热、发红的一种自主神经系统疾病，本病可见于任何年龄，但以青壮年居多。

本病初期多为局限于肢体远端的发作性钻刺样或烧灼样疼痛，在发作间歇亦有持续性钝痛，患处皮肤发红、发热、肿胀、出汗和感觉过敏，局部血管搏动也增强。久病后可扩及整个肢体，一般无感觉和运动障碍。局部加热、运动、站立时可使疼痛加剧；休息、冷敷、抬高肢体可使疼痛减轻。

本病属痹证热痹范畴，治当以清热解毒、利湿通络、活血止痛为原则。在辅助治疗下肢红斑性肢痛症时，可选用以下足疗处方。

药物足浴外用方

- **热盐汤**

【药物组成】食盐200克。

【制法与用法】将食盐用热水化开，趁热浴足，每晚1次，每次20分钟，3日为1个疗程。

【功效与主治】活血通络。适用于红斑性肢痛。

【临床应用】对本病有效率为92%。

- **豨莶草汤**

【药物组成】豨莶草30克，大黄、生姜各15克，桂枝、当归尾、艾叶、防风、苍术各12克。

【制法与用法】将上药放入药锅内，加适量水煎煮取汁浴足，每次30分钟，每日1次，5次为1个疗程，连续2~3个疗程。

【功效与主治】祛风通络。适用于红斑性肢痛。

- **青黄茜草汤**

【药物组成】大青叶、大黄、茜草各30克，乳香、红花、没药各18克。

【制法与用法】将上药放入药锅内，加适量水煎煮取汁浴足，每次30分钟，每日1次，5次为1个疗程，连续2~3个疗程。

【功效与主治】活血化瘀，通络止痛。适用于红斑性肢痛。

慢性骨髓炎

慢性骨髓炎是因急性骨髓炎治疗不及时或治疗不当迁延所致，多有开放性损伤合并局部感染史或急性骨髓炎病史。病程较长者，患肢增粗变硬，窦道周围皮肤病呈瘢痕化，并有色素沉着。患肢关节多有不同程度的功能障碍，X射线检查可见骨破坏及其周围的骨性包裹，可能有死骨及骨洞。

有窦道形成的慢性骨髓炎，其窦道周围大多形成瘢痕组织，血液循环欠佳，肌注或静注药物很难在病灶区产生有效的浓度。足浴疗法可使药物直接作用于病变部位，较长时间的浸浴，使病灶长时间处于抑菌环境有利于更好地杀灭细菌，药液的温热作用使局部血管充血扩张，血流加速，有利于患部血液的灌流和损伤的修复，并有利于脓液的引流，清除菌群，使坏死组织脱落。在治疗时，可选用以下处方。

一、药物足浴外用方

- **二花三黄汤**

【药物组成】金银花20克，黄连、黄柏、黄芩各15克。

【制法与用法】上药加水2000毫升，先将三黄放入锅中煎煮，煮沸10分钟后放入金银花，再煮15分钟，用无菌纱布过滤取液即成，置消毒容器中备用。以上药液适量置于换药缸中，并加入无菌纱条，即制成换药之纱布，将患处浸入药液中，每次30～40分钟，浸毕以备好之二花三黄纱条换药覆盖窦道，外以无菌敷料包扎。

【功效与主治】清热泻火，燥湿解毒。适用于趾骨骨髓炎。

【临床应用】胫踝部骨髓炎，药量应为上药1.5～2倍，加水量酌情增加3～5倍。

- 黄柏硼酸液

【药物组成】黄柏50克，硼酸7.5克。

【制法与用法】将黄柏浸于500毫升无菌水中，浸泡40小时后，过滤去渣，隔水煮沸30分钟，再加无菌水500毫升，趁热加入硼酸，溶化后足浴，每日1次。

【功效与主治】清热解毒。适用于趾骨骨髓炎及下肢溃疡。

二、药物足敷外用方

- 加减健阳丹

【药物组成】胡椒30克，白矾、芒硝、铅丹各9克，麝香3克。

【制法与用法】上药共研细末，用蜂蜜调为两个小丸，敷于双足心涌泉穴，用布包扎，不可移动，6小时一换。

【功效与主治】温阳活血。适用于下肢骨髓炎及淋巴结结核。

【注意事项】用药期间忌茶水及房事。

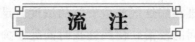

流 注

流注相当于发于肌肉深部的多发性、转移性脓肿，其特征是四肢或躯干有一处或数处漫肿疼痛，皮色如常，后期肿块增大，溃破流脓。所以有"此处未愈、别处又起"的特点，故名流注。

中医认为，本病多由气血亏虚，邪毒侵袭，扩入营血，流注全身各处，结聚不散，瘀血停滞所致。治当以清热解毒，活血通络。辅助治疗时，可选用以下处方。

一、药物足浴外用方

● 六神菊花汤

【药物组成】六神丸30粒,野菊花30克。

【制法与用法】将野菊花水煎取汁浴足,每日2～3次,每次10～30分钟。六神丸研末,野菊花药渣捣烂,混匀,局部贴敷,包扎固定,每日1换,每日1剂,连续5～7天。

【功效与主治】清热解毒。适用于热毒型流注。

二、药物足敷外用方

● 地龙散结糊

【药物组成】地龙20克,草乌、五灵脂、当归、木鳖仁、乳香、没药、糯米粉各12克,芸香、陈墨炭各6克,麝香适量。

【制法与用法】上药研末混匀,加白酒调糊,外敷双足心涌泉穴,每日1换。

【功效与主治】活血散结。适用于瘀血停滞型流注。

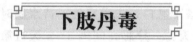

下肢丹毒

本病因其发病时皮肤突然发红,色如丹涂脂染,故名丹毒。多为溶血性链球菌感染所致。本病属中医"腿游风""流火"范畴,多为脾胃积热、湿热下注所致。治当以清热解毒,凉血活血。辅助治疗时,可选用以下足疗处方。

药物足浴外用方

● 二叶松针液

【药物组成】鲜乌桕树叶、鲜樟叶、鲜松针各60克,生姜30克。

【制法与用法】上药水煎取汁熏洗双足至膝,每日2～3次,每次10～30分钟,每日1剂,连续3～5天。

【功效与主治】清热利湿。适用于下肢丹毒。

● 双柏液

【药物组成】侧柏叶、黄柏、大黄各30克,薄荷、泽兰各15克。

【制法与用法】上药水煎取汁熏洗双足至膝，每日2～3次，每次10～30分钟，每日1剂，连续3～5天。

【功效与主治】活血化瘀，消肿清热。适用于下肢丹毒。

踝关节扭伤

踝关节扭伤一般与剧烈运动或姿势不正确有关。如在不平路面上行走、跑跳、跃下，或下楼梯时踝跖屈位，足突然向内或外翻转，踝关节外侧或内侧韧带受到强大的张力作用而导致踝关节扭伤。民间称之为"崴脚"。临床表现以踝部肿胀、剧烈疼痛及功能受限为特点。

一、药物足浴外用方

● 中草药熏洗方

【药物组成】红花、秦艽、赤芍、艾叶、桂枝、防风、栀子、桑枝、枳壳、川芎、杜仲、透骨草各10克。

【制法与用法】上药加水5000毫升，煮沸后，文火再煎30分钟，将煎液倒入盆中，将两根木棒搭于盆口，先熏患处，待水温时将患足放入盆中擦洗至水冷为止，1日2次，7天为一疗程，间隔3～4天行第2疗程，每剂可用2～3次，轻者3～4天痊愈，重者2～3周痊愈。

【功效与主治】温经通络，活血化瘀。适用于足部软组织损伤，肿胀疼痛，青紫瘀斑者。

● 熏洗方

【药物组成】透骨草15克，当归、木鳖子、乳香、没药、红花、续断、骨碎补、血竭、自然铜各10克，白酒少许。

【制法与用法】上药以温水半盆浸泡半小时后文火加热至沸，而后加入白酒一盅，熏洗患处，每次30～40分钟，1日2次，第2次用时仍可用原液。2日1剂，连续3～5剂。

【功效与主治】活血化瘀，消肿止痛。适用于踝关节扭挫伤。

● 祛风活络方

【药物组成】威灵仙20克，制川乌10克，松节20克，寻骨风20克，海风藤20克，丝瓜络15克，伸筋草20克，路路通15克，红花20克。

【制法与用法】将药先浸泡 30 分钟，武火煎煮，煮沸后煎 3～5 分钟，文火续煎 30 分钟，温度降至 40℃左右即可足浴 15～20 分钟。2 次/天。

【功效与主治】祛风活络，调理气血，疏通经脉。适用于踝扭伤疼痛。

二、药物足敷外用方

● 栀子粉敷方

【药物组成】栀子、酒精各适量。

【制法与用法】将栀子研为细末，加酒精适量调糊外敷患处，每日换药 1～2 次，连续 5～7 天。

【功效与主治】活血化瘀。适用于踝关节扭伤。

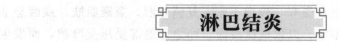

淋巴结炎是人体某组织发生感染后，细菌沿着淋巴管侵及局部淋巴结所引起的局部炎症。临床表现为淋巴结肿大、压痛或形成脓肿，皮肤表面红热，肿物软，可伴头痛，发热，甚则寒战等。

中医认为，本病多为邪毒侵袭，气滞血瘀。治当以清热解毒，消肿散结。可选用以下足疗处方辅助治疗。

一、药物足敷外用方

● 大黄糊

【药物组成】大黄、醋各适量。

【制法与用法】将大黄研为细末，醋调为糊，局部外敷；另取适量外敷双足心涌泉穴，每日换药 2～3 次，连续 3～5 天。

【功效与主治】清热解毒，凉血散结。适用于淋巴结炎红肿热痛者。

二、足疗综合外用方

● 三生细辛丸

【药物组成】生川乌、生草乌、生半夏、北细辛各 3 克，大枣 10 枚，阎王刺根 60 克。

【制法与用法】将前 4 药共研细末，大枣去核，捣烂如泥，盐水拌调，搓成如鸽蛋大小，若左腋红肿，将丸包在右手心，右腋有病包在左手心；左腿有病，包在右脚心；右腿有病，包在左脚心。再用阎王刺根水煎服，卧床盖被取汗，汗出肿消。

【功效与主治】解毒散结。适用于淋巴结炎。

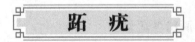

跖疣

跖疣是发生在足底部的寻常疣。多由人类乳头瘤病毒感染引起，可以通过皮肤的微小破损自身接种传染，从而越来越多。发生在足跟、跖骨头或跖间的赘生物，是寻常疣的一种。中医学文献中称之为"足瘊"。

中医认为本病多因气血失和，腠理不密，复感外邪，凝聚肌肤，或因怒动肝火，肝旺血燥，筋脉不荣，以致气血凝滞，加之足底部受压及摩擦，而发生皮疹。现代医学认为跖疣由人类乳头瘤病毒（HPV）所引起。通过直接接触传染所致（亦有自身接触），外伤和细胞免疫功能低下或缺陷也是重要原因。人类乳头瘤病毒可以通过皮肤的细小破损而直接接种并传染，因此皮损越来越多，再加上足部每天受力和鞋的摩擦，从而加重病情，使治疗难度加大。

一、药物足浴外用方

● **散结祛疣方**

【药物组成】木贼草、板蓝根、大青叶、马齿苋、皂角刺各10克，苦参、莪术、桃仁、红花各9克，土茯苓15克。

【制法与用法】煎药取汁1000毫升，待药液温度降至30～40℃时，将患足置于药液中浸泡，浸泡时间为30分钟，每日1次。

【功效与主治】清热解毒利湿，活血化瘀散结。适用于跖疣。

● **软坚散疣方**

【药物组成】马齿苋、大青叶、薏苡仁各30克，木贼20克，露蜂房、香附、三棱、莪术各10克。

【制法与用法】煎药取汁1000毫升。将患足置于药液中浸泡30分钟。浸泡后用钝刀刮除跖疣表面软化发白的角质，每天治疗1次。

【功效与主治】清热解毒，行气活血，软坚散疣。适用于跖疣。

二、足疗综合外用方

● 通络散结祛疣方

【药物组成】木贼、板蓝根、马齿苋、大青叶、地肤子、香附、红花各30克。

【制法与用法】煎药取汁1000毫升,将患足置于药液中浸泡,时间30分钟,泡洗后将跖疣表面软化的角质去除,每日1次。

【艾灸】泡洗后以艾条间接灸阿是穴(母疣和其他疣体处),每穴15分钟,每日1次。

【功效与主治】温经通络,行气活血,逐瘀散结。适用于跖疣。

骨质疏松

骨质疏松即骨质疏松症,是多种原因引起的一组骨病,骨组织有正常的钙化,钙盐与基质呈正常比例,是以单位体积内骨组织量减少为特点的代谢性骨病变。在多数骨质疏松中,骨组织的减少主要由于骨质吸收增多所致。以骨骼疼痛、易于骨折为特征。

原发性骨质疏松症最常见的症状是腰背痛,占疼痛患者中的70%～80%。疼痛沿脊柱向两侧扩散,仰卧或坐位时疼痛减轻,直立时后伸或久立、久坐时疼痛加剧,弯腰、咳嗽、大便用力时加重。一般骨量丢失12%以上时即可出现骨痛。身长缩短、驼背多在疼痛后出现。骨折是退行性骨质疏松症最常见和最严重的并发症。

药物足浴外用方

● 壮骨生髓方

【药物组成】淫羊藿30克,骨碎补30克,补骨脂30克,续断30克,菟丝子30克,川牛膝30克。

【制法与用法】将药品制成散剂,桶中放入散剂,兑入开水4～5升,冲泡10分钟,使水温达到40～45℃,患者双足至踝关节上10厘米,浸泡30分钟。

【功效与主治】滋补肾精,壮骨生髓。适用于骨质疏松症。

尿潴留

急性尿潴留发病突然，膀胱内充满尿液不能排出，胀痛难忍，辗转不安，有时从尿道溢出部分尿液，但不能减轻下腹部疼痛。

慢性尿潴留多表现为排尿不畅、尿频，常有尿不尽感，有时有尿失禁。少数患者虽无明显慢性尿潴留梗阻症状，但往往已有明显上尿路扩张、肾积水，甚至出现尿毒症症状，如身体虚弱、贫血、呼吸有尿臭味、食欲缺乏、恶心呕吐、贫血、血清肌酐和尿素氮升高等。

足疗综合外用方

● 桂梗通尿散

【药物组成】黄芪、党参、丹参、赤芍、茯苓、桃仁、白芍、威灵仙、桔梗、肉桂、甘草、升麻、柴胡各等份。

【制法与用法】粉碎后装袋密封，每袋重70克。取药袋1袋，倒入空保温瓶中，然后冲入沸水，扣上瓶塞，20分钟后，将药剂倒入洗脚盆内，待水温适宜后即可足疗。一次治疗20分钟。浴足时摩擦、按摩足底外侧缘和足内侧足弓部位。一有尿意，即刻排尿。对于治疗后已能自主排尿的患者，为巩固疗效，每间隔半小时再行足疗2~3次，每次15分钟。

【功效与主治】活血化瘀，补中益气，升清降浊。适用于产妇、子宫切除术、骨科手术和药物性尿潴留等患者。

第三章 妇产科

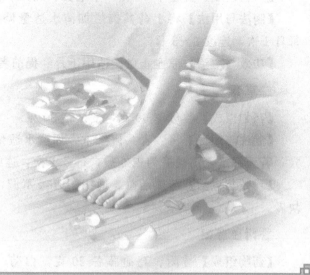

月经不调

月经不调是指妇女月经周期、行经天数或月经量发生异常改变的病理状态，主要包括月经先期、月经后期、月经先后不定期、月经过多、月经过少等。妇女28～35天行经1次，提前或错后7天以内属正常，月经的持续时间一般为3～7天，一次出血量为30～50毫升。在临床上把超出这个范围的情况统称为月经不调。

本病与激素分泌失常、体内外环境改变、过度的精神刺激、饮食及其他疾病的影响以及流产和生育过多、月经期不注意卫生等有关。

药物足敷外用方

● 艾桂山甲糊

【药物组成】艾叶12克，桂枝10克，穿山甲6克。

【制法与用法】将上药共研细末，加米酒或水适量调为稀糊状，外敷于双足心涌泉穴，每日1换，连续5～7天，至结束为止。

【功效与主治】温经通络。适用于月经后期者。

● 益母草糊

【药物组成】益母草60克，生地黄、五味子各12克。

【制法与用法】将上药共捣烂加清水适量调成膏，外敷于双足心涌泉穴，每日1次，连续3～5日。

【功效与主治】凉血止血。适用于月经提前者。

● 二草膏

【药物组成】益母草60克，夏枯草30克。

【制法与用法】将二者共研细末，加清水适量调为膏状外敷于双足心涌泉穴；若为鲜草，则同捣为糊外敷，每日1换，连续3～5天。

【功效与主治】清热活血。适用于月经不调，或前或后，或疼痛，或伴血块者。

● 香附血藤糊

【药物组成】香附、鸡血藤各20克，白芍、木通、牛膝各12克，牡蛎、三棱各10克,凡士林适量。

【制法与用法】将前7味药共研细末,加凡士林适量调为糊膏状,外敷于双足心涌泉穴,1日1次,连续3~5日。

【功效与主治】疏肝行气,活血养血。适用于月经不调,或前或后,或脐腹疼痛,或伴血块者。

- **活血止痛膏**

【药物组成】没药、乳香、白芍、川牛膝、丹参、山楂、广木香、红花各15克,冰片1克,姜汁适量。

【制法与用法】上药研末,加姜汁调为稀糊状外敷双足心涌泉穴,每日1换,连续3~5天。

【功效与主治】行气活血,通络止痛。适用于月经不调,经前腹痛者。

- **当归五味子糊**

【药物组成】当归20克,五味子12克,樟脑3克,凡士林适量。

【制法与用法】将上药共研细末,装瓶备用,每取适量,加凡士林适量调为膏糊状,外敷双足心涌泉穴,1日1次,连续3~5日。

【功效与主治】通经活血。适用于月经不调,经前腹痛者。

- **黄丹郁栀糊**

【药物组成】黄柏、牡丹皮、郁金、栀子各15克,大蒜适量。

【制法与用法】上药共研细末,与大蒜捣匀成糊状,分作3份,贴双足心涌泉穴及脐,待足心及脐部有强烈刺激感时除去,每日1次。

【功效与主治】清热泻肝,引热下行。适用于经行吐衄,出血不止。

- **生地牛膝汤**

【药物组成】生地黄、牛膝各15克。

【制法与用法】将上药共捣烂如糊状,外敷于双足心涌泉穴,每日换药1~2次,连续3~5日。

【功效与主治】凉血止血,引热下行。适用于经行吐衄。

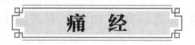

痛 经

痛经是指妇女在行经前后或行经期间出现周期性小腹疼痛,同时伴有腰酸背痛、腹胀坠痛、乳房胀痛、头痛、恶心呕吐等一系列全身症状。疼痛严重时，会影响工作和学习。痛经一般分为原发性和继发性两种。如果月经来潮后，仅感轻度下腹部胀痛或腰部不适，则是正常现象，不需要治疗。

严重的痉挛性疼痛多发生于月经初潮后的2~3年，表现为经期小腹疼痛，并随月经周期而发作，疼痛剧烈、痛引腰背、面色苍白、冷汗淋漓、手足厥冷、恶心呕吐等。腹痛常持续数小时，当经血外流通畅后逐渐消失。也有一部分患者在月经前1~2天即有下腹部疼痛，接近月经期及月经来潮时疼痛加剧。

一、药物足浴外用方

- **痛经足浴方**

【药物组成】益母草、香附、乳香、没药、夏枯草各20克。
【制法与用法】上方水煎2000毫升浴足，每次15~20分钟，每日1次。
【功效与主治】活血散寒，温经止痛。适用于寒凝血瘀型痛经。

- **温水足浴方**

【药物组成】温水1桶。
【制法与用法】将双足置于温水中足浴，每日1~2次。
【功效与主治】温经散寒，每日用温水足浴，可局部保温，防止寒湿之邪由足入里，从而防治痛经。

- **温经散寒足浴方**

【药物组成】制附子5克，炙艾叶15克，干姜、淡吴茱萸各6克，益母草、香附、延胡索各10克，当归、川芎各9克，桂枝6克。
【制法与用法】煎药取汁3000毫升，足浴30分钟，至全身微出汗，每天1次，于患者经前3~5天开始足浴治疗，连续3个月经周期。
【功效与主治】温经散寒，温通气血。适用于寒凝血瘀型痛经。

- **散寒止痛足浴方**

【药物组成】当归20克，附子15克，小茴香15克，吴茱萸15克，川椒10克，细辛10克，柴胡15克，香附10克，五灵脂10克，牛膝15克，延胡索15克，鸡血藤15克。
【制法与用法】煎药取汁1000毫升，以药液浸没足背为宜，每次20分钟，于月经前7天开始，每日1剂，连用10天。

【功效与主治】温经通络，养血活血，散寒止痛。适用于寒凝血瘀型痛经。

- 理气活血足浴方

【药物组成】桂枝、益母草、柴胡、当归、甘草、白芍各30克。

【制法与用法】煎药取汁3000毫升，使水温维持在40℃，水面至踝关节10厘米以上，每次浸泡30分钟，每天1次，经前期连续3~5天，连续3个月经周期。

【功效与主治】温经散寒，理气活血止痛。适用于寒凝血瘀型痛经。

二、药物足敷外用方

- 芥子面粉糊

【药物组成】芥子12克，面粉、米醋适量。

【制法与用法】将芥子研为细末，加面粉、米醋适量调为糊状，外敷双足心涌泉穴，包扎固定，日1换。可配合外敷八髎穴、关元穴。

【功效与主治】温经止痛。适用于寒凝血瘀型痛经。

更年期综合征

多数妇女45~50岁卵巢功能开始减退，相继出现月经失调；或提前或推后，直至闭经。在月经欲闭未闭的1~2年，可出现以自主神经系统紊乱为主的一组临床症状，这些症状被称之为更年期综合征。主要表现为情绪不稳定，容易烦躁和激动、焦虑、紧张等。本病病程长，但预后良好。

药物足敷外用方

- 牛膝归柴糊

【药物组成】牛膝20克，当归、柴胡各12克，白术、白芍、茯苓各10克，薄荷3克，三棱6克，凡士林适量。

【制法与用法】将上药共研细末，每取适量，加凡士林适量调为糊状，外敷双足心涌泉穴，每日1次，连续5~7日，至经来为度。

【功效与主治】疏肝行气，活血通络。适用于更年期综合征。

子宫脱垂

子宫脱垂是指子宫从正常位置沿阴道下降,子宫颈达到坐骨棘水平以下,甚至脱出阴道口外。一般认为妇女在分娩时难产、产程过长、用力太过,或产后调养不当及生育过多,支持子宫的韧带及肌肉松弛,均可导致本病的发生。

临床表现主要是子宫脱出,轻者劳动、行走、咳嗽、久立、久蹲或大便后子宫脱出,经休息、卧床即回复或仅有坠胀感。重者子宫终日脱出在外,不能还纳,经常伴有腹部坠胀感,有的大小便均感困难,行动受限,不能参加劳动。部分重症患者的局部会有不同程度的溃疡。

一、药物足浴外用方

● 丹参二子液

【药物组成】丹参15克,五倍子、诃子各9克。
【制法与用法】将上药放入药锅内,加适量水煎煮,取部分药汁趁热浴足,并可同时取另一部分药汁,待药温适度时进行会阴部坐浴。
【功效与主治】活血收敛固脱。适用于子宫脱垂。

● 子宫脱垂熏洗方一

【药物组成】蛇床子25克,乌梅9枚。
【制法与用法】将上药放入药锅内,加适量水煎煮,取部分药汁趁热浴足,并可同时取另一部分药汁,待药温适度时进行会阴部坐浴。
【功效与主治】温阳燥湿,收敛固涩。适用于子宫脱垂。

● 子宫脱垂熏洗方二

【药物组成】五倍子、诃子各9克。
【制法与用法】上药水煎取汁趁热浴足,并可同时进行会阴部坐浴。
【功效与主治】理血固脱。适用于子宫脱垂。

● 子宫脱垂洗方

【药物组成】金银花、紫花地丁、蒲公英、蛇床子各30克,黄连60克,苦参15克,黄柏、枯矾各10克。
【制法与用法】上药水煎取汁趁热浴足,并可同时进行会阴部坐浴。

【功效与主治】清热解毒，燥湿收敛。适用于子宫脱垂，黄水淋漓，湿热下注者。

- **枳壳液**

【药物组成】枳壳适量。

【制法与用法】上药水煎取汁趁热浴足，并可同时进行会阴部坐浴。

【功效与主治】益气升提。适用于子宫脱垂。

二、药物足敷外用方

- **五味升麻糊**

【药物组成】五味子12克，升麻6克。

【制法与用法】将上药研为细末，姜汁调糊，敷贴于双足心涌泉穴，1日1次。并可配合贴脐下3寸关元穴。

【功效与主治】补肾益气。适用于肾虚型子宫脱垂。

急性乳腺炎

急性乳腺炎是乳房部位最常见的急性化脓性疾病，主要由金黄色葡萄球菌或链球菌感染所致，多发于初产妇的哺乳期，常在产后3～4周发病。细菌可自乳头破损处或皲裂处侵入，亦可直接入侵乳管，进而扩散至乳腺实质。急性乳腺炎预后良好，但治疗不及时也可引起全身化脓性感染。

急性乳腺炎在刚发病时，患侧乳房胀满、疼痛，哺乳时尤甚，乳汁分泌不畅，乳房结块或有或无，伴有全身不适、食欲欠佳、胸闷烦躁等。然后局部乳房变硬，肿块逐渐增大，此时可伴有明显的全身症状，如高热、寒战、全身无力、大便干燥等。常可在4～5日形成脓肿，局部皮肤红肿、透亮、疼痛拒按。当脓液形成时肿块变软，触摸有波动感。

药物足敷外用方

- **红叶糊**

【药物组成】叶下红、鲜杠板归叶各适量。

【制法与用法】将上药捣烂，敷足底涌泉穴，左痛敷右，右痛敷左，每日1换。

【功效与主治】清热解毒。适用于急性乳腺炎。

- 生地大黄糊

【药物组成】生地黄、大黄各等份,米醋适量。

【制法与用法】将上药烘干研末,加米醋适量调为稀糊状,外敷于双足心涌泉穴,纱布包扎固定,12~24小时换药1次,连续3~4天。

【功效与主治】清热解毒,凉血止血。适用于急性乳腺炎。

- 六神青黛糊

【药物组成】六神丸30粒,冰硼散15克,青黛30克,芒硝12克,陈醋适量。

【制法与用法】将上药共研细末,加陈醋适量调为稀糊状,外敷乳腺肿胀处及足心(左痛敷右,右痛敷左),每6~8小时换药一次,直至发热、肿痛消失。

【功效与主治】清热解毒,消痈散结。适用于急性乳腺炎。

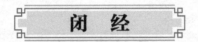

闭　经

闭经系指月经闭止不行。大凡女子年龄超过18周岁,仍不见月经来潮,或曾经来过月经,但又连续闭止3个月以上,除妊娠、哺乳等生理性闭经外,均称之为闭经。前者称之为原发性闭经,后者称之为继发性闭经。

从青春期开始就无月经,或曾经有过月经而后闭止者,均会有不同程度的全身症状如精神不振、头晕、腰背酸痛、食欲缺乏、疲劳、全身乏力,甚至毛发脱落、性欲降低等,查体可发现生殖器萎缩。

药物足敷外用方

- 牛膝归柴糊

【药物组成】牛膝20克,当归、柴胡各12克,白术、白芍、茯苓各10克,薄荷3克,三棱6克,凡士林适量。

【制法与用法】将上药共研细末,每次取适量,加凡士林调为糊状,外敷双足心涌泉穴,1日1次,连续5~7日,至经来为度。

【功效与主治】疏肝行气,活血通络。适用于气滞血瘀型闭经。

- 桃红半夏糊

【药物组成】桃仁12克,红花6克,半夏12克,姜汁或米醋或白酒适量。

【制法与用法】上药共研细末,用姜汁或米醋或白酒适量调为糊状外敷于双足心涌泉穴、脐及腰骶部,每日1换,连续5～7天。

【功效与主治】化痰通络。适用于气滞痰凝之闭经。

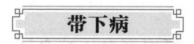

带下病

白带系正常女子阴道内流出的一种黏稠液体,如涕如唾,绵绵不断。女子在发育成熟期,或经前经后,或妊娠初期,白带可相应增多,属正常现象。若带下量多,或色、质、气味发生改变并伴有全身症状者,称为带下病。

中医认为,本病多为肝郁脾虚,湿热下注或肾气不足,下元亏损所致,治当以疏肝健脾、清热利湿、温肾固元、收涩止带。辅助治疗时,可选用以下足疗处方。

一、药物足浴外用方

● 石榴花液

【药物组成】石榴花30克。

【制法与用法】上方水煎取汁浴足,可同时进行阴部坐浴,每日2～3次,每次10～30分钟。

【功效与主治】收涩止带。适用于赤白带下。

● 解毒止带液

【药物组成】透骨草10克,蒲公英、马齿苋、紫花地丁、防风、羌活、独活各5克,艾叶6克,甘草3克。

【制法与用法】将上药放入药锅内,加适量水煎煮后去渣取汁分为2份,一份趁热足浴,另一份可同时进行阴部坐浴,每日2～3次,每次10～30分钟。

【功效与主治】清热解毒,祛风燥湿。适用于带下黄稠伴阴痒者。

二、药物足敷外用方

● 涌泉膏

【药物组成】大海龙1对,生附子75克,零陵香、穿山甲、锁阳、冬虫夏草、高丽参、花椒、母丁香各15克,麻油1000克,铅丹325克,阳起石25克,麝香25克。

【制法与用法】将上药按传统方法炼制成膏,每次取 3 克,摊如硬币大,贴双足心,10 日 1 换。

【功效与主治】温阳益气。适用于下元虚损,五劳七伤,咳嗽痰喘气急,手足麻木,筋骨疼痛,腰腿酸软,男子遗精白浊,女子赤白带下。

妊娠高血压综合征

妊娠高血压综合征又称妊娠中毒症,是孕妇特有的疾病,常发生在妊娠 20 周以后或产褥早期。主要表现为水肿、高血压和蛋白尿,严重时出现抽搐、昏迷、心力衰竭、肾功能衰竭和早期胎盘剥离等,甚至威胁母婴生命。

本病多为妊娠水肿或高血压等未经及时治疗发展而来,因此妊娠以后,必须定期进行产前检查,一经发现水肿、高血压、蛋白尿等变化,应积极治疗。对于辅助治疗,可选用以下足疗处方。

药物足敷外用方

● 吴茱萸蒜泥糊

【药物组成】吴茱萸 3 克,大蒜 2 枚。

【制法与用法】将吴茱萸研末,大蒜捣泥,拌匀,贴双足心涌泉穴,外用敷料包扎固定,并于足底热敷。

【功效与主治】利湿消肿。

【临床应用】用药后觉足心刺激感强烈,4 小时后血压可逐渐正常,下肢水肿渐消,余症缓解。

胎位不正

胎位不正是指妊娠 30 周以上的初产妇或经产妇,产前检查发现胎位异常,如不及时治疗,将发生难产。

中医认为本病多为脾肾亏虚,胎气不足所致。治当以温肾益气,摄养胎元。中医治疗胎位不正主要是通过胎动增加,适度地兴奋子宫,使胎儿自然回转为头位。其中艾疗法简便而无副作用，对无全身症状的患者宜首选使用，一般认为，30孕周前有自然转正的可能。辅助治疗，可用以下足疗处方。

足疗综合外用方

- **艾熏疗法**

  【穴位】大敦穴，涌泉穴，隐白穴。

  【方法】患者半卧位，一腿屈膝自然下垂着地，膝部略低于髋关节，另一腿伸展并低于髋关节30度左右，自然斜放，点燃艾条熏疗，伸直腿从膝至足3次，每侧15～30分钟，1日1次，左右调换体位再熏，以孕妇感觉足温热舒适，宫内胎儿翻动增强，但孕妇无痛苦感者较佳。

  【功效与主治】温经通络，调理气血。适用于胎位不正。

  【临床应用】治疗512例，经1～7次治疗，成功510例，成功率为99.6%。

- **艾条灸至阴穴法**

  【穴位】至阴穴（双）。

  【方法】选择胎儿活动频繁的高峰期，保持环境安静，孕妇平卧放松，松开腰带，屈膝，用温和灸灸双至阴穴，如胎儿活动不明显或微弱，改用雀啄灸，灸至至阴穴位附近皮肤发红，每次20～30分钟，1～2日1次，连续2～3次。

  【功效与主治】温阳益气，矫正胎位。适用于胎位不正。

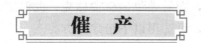

催 产

分娩过程中受到阻碍，使产程停滞不前，这时需采取一些特殊的方法使分娩尽快结束，称之为催产。辅助治疗时，可以选用以下足疗处方。

药物足敷外用方

- **蓖麻子催产方**

  【药物组成】蓖麻子30克。

  【制法与用法】将蓖麻子去皮，捣碎成泥状置于白布上，贴于产妇脚心处，一般在敷贴10～30分钟均可引起规律性宫缩，3～4小时后效力减弱。

  【功效与主治】活血通络。用于催产。

- 大麻子贴敷方

【药物组成】大麻子2枚,巴豆1枚,麝香0.3克。

【制法与用法】将大麻子捣烂,外贴脐及涌泉穴,或将上3味药捣烂敷产妇足心涌泉穴。于临产前2~3小时用药。一般用药后10~30分钟可引起规律性宫缩,3~4小时后效力逐渐减弱,产后立即去药,胞衣不下用之亦能收效。

【功效与主治】开窍通络。适用于难产。

- 夏枯草糊

【药物组成】鲜夏枯草适量。

【制法与用法】将鲜夏枯草捣烂如糊状,外敷于产妇双足心涌泉穴,至生产为度。

【功效与主治】通络活血。适用于难产,可催产。

胞衣不下

胎儿娩出以后,经过较长时间胎盘不能娩出,称为胞衣不下。现代医学称为胎盘滞留。本病主要是由于气血不畅,胞宫活动力减弱,不能使胞衣排出。在临床上,本病多伴有不同程度的阴道出血,如在短时期内出血不多,可配合足疗法。如大量出血时,则易导致出血性休克,此时应及时取出胎盘,以免危及生命。在辅助治疗时,可选用以下足疗处方。

药物足敷外用方

- 如圣膏

【药物组成】蓖麻子30克,雄黄6克。

【制法与用法】将蓖麻子去壳留仁,与雄黄同捣烂外敷产妇右足心,胞衣下后速即洗去。

【功效与主治】活血通络。适用于胎衣不下,亦可治难产及死胎不下。

- 如圣吴茱萸膏

【药物组成】蓖麻子14粒,吴茱萸9克,雄黄3克。

【制法与用法】将蓖麻子去壳留仁,与吴茱萸、雄黄同捣烂外敷产妇右足心，胞衣下后速即洗去。

【功效与主治】活血通络，引血下行。适用于胞衣不下。

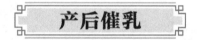

产后催乳

产后乳汁甚少或全无，称为缺乳。本病多因产后气血亏虚、生化不足或肝气郁结、乳络阻滞所致。治当以益气养血、通络下乳。辅助治疗时，可选用以下足疗处方。

足疗综合外用方

● 针刺涌泉法

【穴位】涌泉穴。

【方法】取卧位，针刺双侧涌泉穴，进针要迅速，得气后强刺激（鸡啄法）3分钟，留针10分钟，乳汁不通者，针刺后立即用双手挤乳，乳汁即可涌出，并让婴儿吮吸，乳房红肿硬痛可明显消退，一般于2日内恢复正常。伴发热者可给予中药治疗。乳汁不足者，绝大部分在针得气后有针感由股内侧直入胞宫，同时有子宫收缩感，半小时后乳房发胀，乳汁滴出，一般针刺1～3次即可显效。

【功效与主治】通络下乳。适用于产后缺乳。

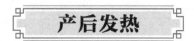

产后发热

产后发热是产后细菌进入产道而发生的炎性过程，多发生于分娩及产褥期。临床上以感染风寒最为常见。治当以清热解毒。辅助治疗时，可选用以下足疗处方。

一、药物足浴外用方

● 茅菖陈艾汤

【药物组成】老茅草叶、石菖蒲、陈艾各适量。

【制法与用法】上方水煎取汁洗浴及浴足,每次 1 剂,每日 2~3 次。
【功效与主治】祛湿止痛。适用于产后发热,风湿痹痛。

二、药物足敷外用方

● 桂竹大黄汤

【药物组成】桂枝 50 克,竹叶、白薇、栀子、黄连各 15 克,大黄、赤芍、黄芩、丹参各 20 克,白酒、麻油各适量。

【制法与用法】将上药共研粗末,分装在两个纱布袋内,略洒白酒,放锅内蒸半小时,取出后略放置 10 分钟,当温度接近皮肤温度时,放在双侧涌泉穴及脐处,在外敷前,先在穴位表面上涂上麻油以免药物刺激皮肤产生药疹,每日 1 换。

【功效与主治】活血化瘀,清热解毒。适用于产后发热。

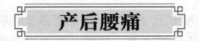
产后腰痛

产后腰痛是已生育女性中比较普遍的现象,与产后子宫收缩复旧引起的反射痛有关。生理性缺钙、劳累过度、姿势不当、产后受凉、起居不慎或恶露排出不畅引起盆腔瘀血等均可引起腰痛。药物足浴足敷可对产后腰痛有较好疗效。

一、药物足浴外用方

● 产后腰痛方

【药物组成】当归 30 克,川芎、赤芍、益母草、桃仁各 15 克,红花、炮姜、肉桂各 10 克,甘草 6 克。

【制法与用法】先将上述药物研末,再往盆内倒入 40℃温水 2500 毫升,放置上述药物粉末并搅拌均匀;每日足浴 1 次,连续 2 周。

【功效与主治】温经散寒,活血止痛。适用于妇女产后腰痛。

二、药物足敷外用方

● 三草食盐糊

【药物组成】老鹳草 20 克,伸筋草、透骨草各 30 克,食盐适量。

【制法与用法】将三草捣烂,加食盐炒热,外敷于双足心涌泉穴、八髎穴及阿是穴,1日1次。

【功效与主治】祛湿通络。适用于产后风邪外袭,身痛,腰痛。

- 乳香樟脑膏

【药物组成】乳香12克,樟脑3克,凡士林适量。

【制法与用法】上方共研细末,加凡士林适量调为膏状外敷于双足心涌泉穴、关元穴和腰骶部,每日1次。

【功效与主治】活血通络。适用于产后瘀血腰痛。

外阴瘙痒

外阴瘙痒是妇科常见的一种症状,可由多种原因引起。发痒部位多在阴蒂和小阴唇附近,但大阴唇、会阴、肛门附近也可发生。一般月经期和夜间刺痒加重,严重时奇痒难忍,坐卧不宁,从而影响生活、学习和工作。

中医认为,本病多为肝胆湿热或脾虚郁热、湿热下注所致。治当以清热利湿,健脾渗湿,祛风止痒。辅助治疗时,可选用以下足疗处方。

药物足浴外用方

- 茵苦洗剂

【药物组成】茵陈、苦参各30克。

【制法与用法】上方水煎取汁,先熏后坐浴,并同时浴足,1日2次,每次15~30分钟,每日1剂,连续5~7天。

【功效与主治】清热解毒,利湿止痒。适用于外阴瘙痒。

- 皮炎洗剂

【药物组成】透骨草15克,蒲公英、马齿苋、紫花地丁、黄芩、防风、独活、羌活、艾叶各10克,甘草5克。

【制法与用法】上方水煎取汁,先熏后坐浴,并同时浴足,1日2次,每次15~30分钟,每日1剂,连续5~7天。

【功效与主治】解毒祛风,止痒利湿。适用于外阴瘙痒。

- 萆薢渗湿液

【药物组成】萆薢、薏苡仁、茯苓、牡丹皮、泽泻各15克,黄柏、通草各

10克，滑石30克。

【制法与用法】上方水煎取汁，先熏后坐浴，并同时足浴，每日2次，每次15～30分钟，每日1剂，连续5～7天。

【功效与主治】健脾渗湿止痒。适用于外阴瘙痒。

- 公英土苓汤

【药物组成】蒲公英60克，土茯苓50克，马齿苋45克，苦瓜子30克。

【制法与用法】上方水煎取汁浴足，并可同时进行局部坐浴。1日2次，每次30分钟，每日1剂，连续5～7天。

【功效与主治】清热解毒。适用于外阴瘙痒。

- 鹤虱蛇床子汤

【药物组成】鹤虱、蛇床子各30克，生百部15克。

【制法与用法】上方水煎取汁浴足，并可同时进行局部坐浴。1日1～2次，每次15～20分钟，每日1剂，连续5～7天。

【功效与主治】祛风利湿。适用于外阴瘙痒。

- 苦参祛湿汤

【药物组成】苦参、蛇床子、黄柏、花椒、芒硝各15克。

【制法与用法】上方前4味药水煎取汁冲入芒硝浴足，并可同时进行局部坐浴。1日2次，每次30分钟，每日1剂，连续5～7天。

【功效与主治】解毒利湿。适用于外阴瘙痒。

- 白鲜皮汤

【药物组成】白鲜皮20克，蛇床子、地肤子、荆芥各12克，蒲公英、苦参、大黄各9克，枯矾15克。

【制法与用法】上方前7味药水煎取汁冲入枯矾混匀浴足，并可同时进行局部坐浴。1日2次，每次30分钟，每日1剂，连续5～7天。

【功效与主治】清热解毒，消肿止痒。适用于外阴瘙痒。

- 苦参蛇床子汤

【药物组成】苦参、蛇床子各30克，黄柏、苦楝根皮各15克，枯矾10克。

【制法与用法】上方前4味药水煎取汁冲入枯矾浴足，并可同时进行局部坐浴。1日2次，每次30分钟，每日1剂，连续5～7天。

【功效与主治】清热止痒，解毒利湿。适用于外阴瘙痒。

滴虫性阴道炎

滴虫性阴道炎是最常见的阴道炎症。病原体为阴道滴虫，在阴道酸性减弱时，有利于阴道滴虫的生存和繁殖，故易在月经后期发病。有些妇女可无任何症状，但阴道内有滴虫存在，称之为带虫者。

临床表现主要有阴道分泌物增多，呈灰黄色，带泡沫，质稀薄，有臭味。阴道、外阴有虫爬样瘙痒感，间有灼热及疼痛感。如尿道口周围有炎症或泌尿道内有滴虫感染时，可有尿频、尿急症状。阴道检查可见阴道黏膜充血，有红色小丘疹，以穹隆部较明显，有典型的分泌物。在阴道分泌物里找到活动的阴道滴虫即可确诊。

中医认为，本病多为毒虫侵袭、邪毒炽盛所致，治当以解毒杀虫。辅助治疗时，可选用以下足疗处方。

药物足浴外用方

● 苦蛇鲜皮汤

【药物组成】苦参、蛇床子、白鲜皮各30克，黄连15克，狼毒1克。

【制法与用法】上方水煎取汁浴足，并可同时阴部坐浴。或可同时用此液冲洗阴道，或制成栓剂塞入，1日1次，每次10～30分钟，10日为1个疗程。

【功效与主治】清热解毒，杀虫利湿。适用于滴虫性阴道炎。

● 柏参二子汤

【药物组成】黄柏、苦参、川楝子各35克，苦瓜子50克。

【制法与用法】将上药放入药锅内，加适量水煎煮后去渣取汁分为2份，一份趁热浴足，另一份可同时进行阴部坐浴，1日1次，10次为1个疗程。

【功效与主治】清热泻火，利湿解毒，杀虫止痒。适用于滴虫性阴道炎。

● 苦参百部汤

【药物组成】苦参、百部、白矾、花椒、蛇床子各10～15克。

【制法与用法】将上药放入药锅内，加适量水煎煮后去渣取汁分为2份，一份趁热浴足，另一份可同时进行阴部坐浴，若阴部破溃者，则去花椒。1日1次，10次为1个疗程。

【功效与主治】杀虫止痒。适用于滴虫性阴道炎。

- 黄柏苍藿汤

【药物组成】黄柏30克,苍术、藿香叶各15克,白矾10克。

【制法与用法】上药前3味水煎取汁,兑入白矾溶化浴足,可以同时取该药进行阴部坐浴,1日1次,10次为1个疗程。

【功效与主治】利湿,杀虫。适用于滴虫性阴道炎。

- 复方杀虫汤

【药物组成】苦参、黄柏、蛇床子、白鲜皮、紫荆皮各30克,若为滴虫感染者加乌梅30克;若为真菌感染者,加百部、贯众各30克。

【制法与用法】将上药放入药锅内,加适量水煎煮后去渣取汁分为2份,一份趁热浴足,另一份可同时进行阴部坐浴,1日1次,10次为1个疗程。

【功效与主治】杀虫止痒。适用于滴虫性阴道炎。

- 百苦蛇床子汤

【药物组成】百部、苦参、蛇床子各30克,花椒、白矾各5克。

【制法与用法】上药前4味水煎取汁,冲入白矾溶化足浴、坐浴,每日2~3次,每日1剂,10天为1个疗程。

【功效与主治】燥湿杀虫止痒。适用于滴虫性阴道炎。

- 狼毒汤

【药物组成】狼毒3克,苦参、蛇床子、金银花、地肤子、艾叶、土荆皮、滑石各30克,黄柏、连翘各20克。

【制法与用法】将上药放入药锅内,加适量水煎煮后去渣取汁分为2份,一份趁热浴足,另一份可同时进行阴部坐浴,1日1次,每次10~30分钟,10日为1个疗程。

【功效与主治】解毒杀虫。适用于滴虫性阴道炎。

- 樱桃叶汤

【药物组成】樱桃树叶500克,或桃树叶500克。

【制法与用法】上药水煎取汁浴足,并可同时阴部坐浴,1日1次,每次10~30分钟,10日为1个疗程。

【功效与主治】杀虫止痒。适用于滴虫性阴道炎。

- 苦蛇土苓汤

【药物组成】土茯苓、苦参、蛇床子各20克,白鲜皮15克。

【制法与用法】将上药放入药锅内,加适量水煎煮后去渣取汁分为2份,一份趁热浴足,另一份可同时进行阴部坐浴,1日1次,每次10~30分钟,10日为1个疗程。

【功效与主治】祛湿杀虫,解毒止痒。适用于滴虫性阴道炎。

剖宫产术后康复

近年来,随着医学的迅速发展和生育高峰的来临,剖宫产的人数急剧增加。由于手术创伤、饮食限制、精神等因素的影响,剖宫产术后子宫复旧的速度比阴道分娩子宫复旧的速度慢,剖宫产术后产妇容易出现阴道出血,且因伤口疼痛及卧床时间延长出现睡眠障碍、肛门排气时间延迟、食欲缺乏以及影响正常泌乳等情况,不利于产妇的恢复和婴儿的生长。

在剖宫产后早期为产妇实施中药足浴熏蒸治疗,可消除产妇疲劳,加快子宫复旧,减少产后出血,促进肛门提早排气,增加泌乳,促进产妇身心健康,对提高产褥期妇女生活质量具有一定意义。

一、药物足浴外用方

● 林氏足浴方

【药物组成】海风藤30克,络石藤30克,石楠藤30克,当归15克,泽兰10克,川芎10克,桂枝15克,姜皮15克,益母草30克,首乌藤(夜交藤)30克,浮小麦30克,通草10克。

【制法与用法】煎药取汁2000毫升,待温度降至50℃左右时进行足浴,每晚睡前1次,每次30分钟,至产妇全身微热、额头及背部微微出汗为止。

【功效与主治】补气养血,调理冲任。适用于产后恶露、腹胀、失眠、少乳。

● 产后安眠方

【药物组成】艾草15克,当归10克,干姜15克。

【制法与用法】煎药取汁2500毫升,水需过足背,时间20分钟。第1次操作时间为产后6小时,以后每天1次,一般4~5天。

【功效与主治】补血益气,养心安神。适用于剖宫产后失眠。

- **消胀除满足浴方**

【药物组成】厚朴、枳实、大黄、当归、桃仁、红花各15克。

【制法与用法】煎药取汁2000毫升,将产妇双脚放进足浴盆,水漫过足踝,时间30分钟,至脚面微微发红。若有子宫收缩不好,术中出血较多,阴道流血多,伤口渗血,足部有伤口及皮肤病,凝血功能不良,则不宜足浴。

【功效与主治】消胀除满,活血化瘀,补益气血。适用于术后患者促进胃肠功能恢复、肛门排气,缓解腹部胀痛的症状。

- **生化汤加减足浴方**

【药物组成】当归、川芎、桃仁、白芍、益母草、党参、通草、五爪龙、炙甘草、炮姜各15克。

【制法与用法】打粉。产妇产后第1~6天每天中午行1次生化汤足浴,将生化汤足浴粉溶于盛有35~40℃温水3000~4000毫升的水盆中,搅拌均匀后放于床尾,产妇坐于床上,双腿屈膝,将双足平放于温水中(水过足背),每天20~30分钟。

【功效与主治】补血益气,养心安神,活血化瘀。适用于产后恶露、失眠。

- **芎归消胀方**

【药物组成】川芎、当归、赤芍、紫苏叶、生地黄、生牡蛎、龙骨、黄芪、炮姜各15克。

【制法与用法】煎药取汁2000毫升,冷却至40℃,让产妇双脚浸在其中,并采取向心性全足按摩,由脚趾端向上依次按摩,脚底、脚内侧、脚外侧、脚背。时间为25分钟,每天2次,连续3天。

【功效与主治】消胀除满,补益气血。适用于术后患者促进胃肠功能恢复、肛门排气,缓解腹部胀痛的症状。

二、足疗综合外用法

- **莱苏调气方**

【药物组成】莱菔子500克,紫苏500克,厚朴500克,浮小麦500克,广木香500克,益母草500克。

【制法与用法】研成粉末。取足三里、三阴交、合谷、中脘和上巨虚5个穴位,用艾条进行温和灸,时间30分钟,灸至皮肤稍有红晕为宜,每日2次。艾条熏灸后进行中药足浴,将中药足浴方200克置于中药煎药袋中,放入

100℃水中浸泡 30 分钟,待温度降至 40～50℃时足浴,浸至踝关节上 2 厘米,时间为 30 分钟,每日 2 次。

【功效与主治】调理冲任,理气和中。适用于产后肛门排气时间延迟,加速胃肠道功能的恢复。

第四章 儿科

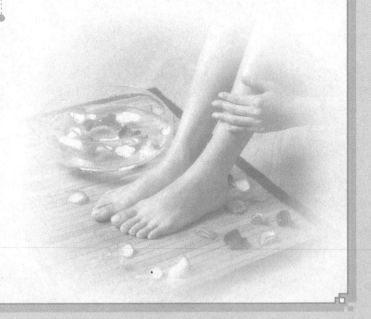

小儿发热

正常健康人腋窝温度维持在 37℃ 或稍低水平。婴幼儿由于大脑皮质发育尚未完全，体温调节中枢不完善，所以容易引起发热。

中医认为，小儿乃稚阴稚阳之体，脏腑娇嫩，易虚易实。故外感风温邪毒、病邪侵入易化火化热。治当以疏风解表，宣肺清热。辅助治疗时，可选用以下足疗处方。

一、药物足浴外用方

● 发汗退热方

【药物组成】热水1桶。

【制法与用法】取热水1桶，将双足浸至膝下，隔几分钟将足离开水面，再加些热水，温度以儿童能耐受为度，一般浸半小时左右即可退热。

【功效与主治】发汗退热。用于小儿发热。

● 苦参汤

【药物组成】苦参适量。

【制法与用法】将苦参水煎取汁浴足，每次1剂，每日2~3次，每次20~30分钟。

【功效与主治】清热解毒，截断热势。用于小儿发热。

● 白芷苦参汤

【药物组成】白芷苗、苦参各等份。

【制法与用法】上药水煎取汁浴足，每次1剂，每日2~3次，每次20~30分钟。

【功效与主治】疏风清热。用于小儿外感发热。

● 李叶汤

【药物组成】李叶适量。

【制法与用法】将李叶水煎取汁浴足，每次1剂，每日2~3次，每次20~30分钟。

【功效与主治】清热解表。用于小儿外感发热。

- 蛇床雷丸汤

【药物组成】蛇床子30克,雷丸1丸,牡蛎、黄芩、细辛各7克。

【制法与用法】上药加水3000毫升,煎取2000毫升浴足。每次1剂,每日2~3次,每次20~30分钟。

【功效与主治】清热解毒。用于小儿发热。

- 矾石汤

【药物组成】白矾50克。

【制法与用法】将白矾水煎取汁足浴,每次1剂,每日2~3次,每次20~30分钟。

【功效与主治】清热泻火。用于小儿发热。

- 冬瓜萹蓄汤

【药物组成】冬瓜、萹蓄各120克。

【制法与用法】上药水煎取汁浴足,每日3次,每次10~30分钟,每日1剂。

【功效与主治】清热利湿。用于小儿湿热内蕴所致发热。

- 大柴芩足浴方

【药物组成】大青叶、柴胡、黄芩、连翘、荆芥、绵马贯众、紫花地丁、蒲公英、板蓝根各30克。

【制法与用法】煎药取汁2000~3000毫升,放入恒温足浴盆内调节药液温度至37~41℃,将患儿双足浸泡于药液中,药液以没过双脚踝为度,每次足浴30分钟,以微汗出为宜,注意避免出汗后受凉。

【功效与主治】清热解毒。用于小儿外感发热。

- 艾叶桂枝粉

【药物组成】艾叶30克,桂枝60克。

【制法与用法】艾叶、桂枝磨成粉,加水400毫升,煮沸1分钟,药液置于专用的足浴盆中,调药液温度为35~38℃,将患儿双足浸泡药液中,药液以泡过足踝为度。每次足浴20分钟左右。

【功效与主治】疏风清热,表里双解。用于小儿外感发热。

- 桂柴薄荷汤

【药物组成】桂枝、柴胡、薄荷、艾叶、荆芥各10克。

【制法与用法】以上药物用4000毫升水浸泡30分钟后,煎煮取汁液,留药液2000毫升,将药液放置于保温足浴盆中,足浴药液温度控制在患儿可接受的温度,每次足浴20分钟,待患儿微微出汗为度。

【功效与主治】疏风清热。用于小儿外感发热。

二、药物足敷外用方

- 桃黄山栀糊

【药物组成】桃仁、大黄、栀子、猪胆汁各适量,安乃近注射液1支(<0.5克)。

【制法与用法】将桃仁、大黄、栀子按1:3:2比例研细末,每次取5克,加安乃近注射液1支(<0.5克)、猪胆汁适量,调成糊状,外敷双侧涌泉穴及脐,每天换药一次。可同时配合口服板蓝根冲剂、病毒灵片、补液盐。一般12~24小时体温可降至正常。

【功效与主治】清热解毒。适用于感冒发热。

- 芥子蛋清糊

【药物组成】芥子30克,鸡蛋清适量。

【制法与用法】将芥子研为细末,用适量鸡蛋清调匀后外敷双足心涌泉穴,敷料包扎,胶布固定,待足心有强烈刺激感时去除,每日2~3次,以愈为度。

【功效与主治】疏风宣肺。适用于小儿外感发热。

- 栀膏绿豆饼

【药物组成】栀子、生石膏、绿豆各30克,鸡蛋清适量。

【制法与用法】将上药共研细末,用鸡蛋清调匀,做成5个药饼,分贴于双侧涌泉穴、劳宫穴及剑突下,胶布固定,退热去药。

【功效与主治】清热解毒。适用于感冒发热。

- 栀子蛋清糊

【药物组成】栀子10克,鸡蛋清适量。

【制法与用法】将栀子研粉(过60目筛),与适量鸡蛋清调成药糊,做成饼状(厚如3个五分硬币),摊于纱布上,按男左女右敷于双足心涌泉穴,包扎,约8小时换药1次,连续3天。

【功效与主治】清热解毒。适用于小儿因流感、痄腮、风疹等引起的高热及小儿夏季热。

【临床应用】发热兼抽搐者加敷内关穴。

- 白矾麦面糊

【药物组成】白矾、小麦面、米醋各适量。

【制法与用法】将白矾、小麦面研为细末,用米醋或温开水调如膏状,外敷双足心涌泉穴,敷料包扎,胶布固定,一般于敷药6小时后开始降温,12～36小时降至正常,降温后不再回升。

【功效与主治】清热解毒。适用于感冒发热,或并发惊厥者。

【临床应用】并发惊厥时可加吴茱萸等份同敷于足心及手心。

● **燕子窝泥石膏饼**

【药物组成】燕子窝泥60克,生石膏100克,葛根20克,雄黄15克,冰片15克,田螺10克,葱白3根,鸭蛋清2枚量。

【制法与用法】将上药加鸭蛋清2枚量共捣为泥浆状,做成3个饼,分敷于前额及双侧涌泉穴,干则更换,胶布固定。一般敷药20分钟开始退热,2小时后体温恢复正常。

【功效与主治】清热解毒定惊。适用于小儿炎性发热、抽搐者。

● **绿豆蛋清糊**

【药物组成】生绿豆50克,鸡蛋清适量。

【制法与用法】将生绿豆研为细末,加适量鸡蛋清调为糊状,做成直径3～5厘米、厚0.6～0.8厘米的圆饼两个,分摊于布块上,敷双足心,外以绷带固定,1日2次,每次6～8小时,连续2天。

【功效与主治】清热解毒,平肝泄热。适用于小儿流感高热、痄腮高热及小儿夏季热。

● **栀子酒精糊**

【药物组成】栀子9克,少量70%酒精或白酒、面粉适量。

【制法与用法】将栀子研为细末,浸入少量70%酒精或白酒中30～60分钟,取浸泡液与适量面粉和匀,做成4个如五分硬币大小的面饼,临睡前敷于患儿双足心涌泉穴及内关穴,外用纱布、胶布固定,次晨取下,以患儿皮肤呈青蓝色为佳,经1～3次治疗,患儿体温可恢复正常。

【功效与主治】清肝泻火。用于小儿发热。

● **萸栀散**

【药物组成】吴茱萸、栀子各20克,食醋适量。

【制法与用法】将上药共研细末,用适量食醋调为糊状,敷于双足心涌泉穴,外用纱布包扎固定,每4小时换药1次,连续2～3天。

【功效与主治】清热平肝,引热下行。用于小儿发热。

- 川蛤山甲散

【药物组成】川乌、蛤壳、炮穿山甲各30克，米酒、葱白各适量。

【制法与用法】上方共研细末，米酒调糊备用。另取热水一桶，浸泡双足至膝，而后拭干，将药糊贴敷于双足心涌泉穴，外裹葱白，布包扎固定，1日1次。

【功效与主治】发汗退热。用于小儿发热。

- 黄栀僵蚕糊

【药物组成】大黄、栀子、僵蚕各4克，牛膝2克，细辛1克，米醋适量。

【制法与用法】上方共研细末，每次取5～8克，米醋调为糊状外敷双足心涌泉穴，包扎固定，4～6小时后取下，不效者可连用。

【功效与主治】清热泻火，引热下行。适用于外感高热，可迅速降温。

- 雄黄南星糊

【药物组成】雄黄12克，生天南星15克，米醋适量。

【制法与用法】将二药共研细末，加适量米醋调为稀糊状，敷于双足心涌泉穴，每日1换。

【功效与主治】引热下行。适用于小儿感冒发热。

- 羌苍白矾膏

【药物组成】羌活10克，苍术、白矾各6克，生姜适量。

【制法与用法】将上药共研细末，加生姜适量搅为膏状，外敷患儿双手心、双足心，包扎固定，每日1换。

【功效与主治】辛温解表。适用于小儿风寒感冒。

- 二草二花糊

【药物组成】荜草60克，夏枯草、菊花、金银花各30克，香薷、紫苏叶各12克，柴胡10克，薄荷3克，蛋清或白酒适量。

【制法与用法】上药捣烂或取汁，加蛋清或白酒调敷于大椎穴和双手心、双足心，每日1换。

【功效与主治】辛凉解表。适用于小儿风热感冒。

- 四仁糊

【药物组成】栀子仁、桃仁、杏仁、酸枣仁各等份，面粉、蛋清各适量。

【制法与用法】将四仁烘干，研为细末，加面粉适量，用蛋清调为糊状，分2～4份，敷于双足心及双手心，外盖塑料薄膜，绷带包扎固定，每日1换。

【功效与主治】清热解毒。适用于小儿高热烦渴，气促神昏。

- **栀桃胆草糊**

【药物组成】生栀子、桃仁、龙胆各3克,适量蛋清。

【制法与用法】将上药共研细末,加适量蛋清调为糊状,外敷于双足心涌泉穴,纱布固定,令患儿安卧于床上6~8小时,待热度下降,神志清醒时即可去药。

【功效与主治】清热解毒。适用于小儿高热神昏。

- **退热散**

【药物组成】吴茱萸、牛膝、大黄、生栀子各10克,黄连5克,老陈醋适量。

【制法与用法】将上药共研细末,储瓶备用,每次取药末适量,用适量老陈醋调为稀糊状外敷于双足心涌泉穴,12小时换药1次,连用2~3次。

【功效与主治】清热解毒。适用于小儿高热。

- **柏栀白及饼**

【药物组成】川黄柏15克,生栀子9克,白及3克。

【制法与用法】上药共研细末,加适量清水调为药饼2个,分敷双足心,外以纱布带束之。通常敷后4小时高热即可逐渐下降,囟门亦逐渐低落,待敷药达12小时后,囟门平复如常时,即可去药。

【功效与主治】清热解毒。适用于小儿高热、囟门高起。

小儿夏季热

小儿夏季热为婴幼儿时期特有的疾病。临床上以长期发热不退、口渴、多饮、多尿、汗闭或少汗为主要表现。因其多发于夏季,故名夏季热。

小儿脏腑娇嫩,阴阳稚弱,机体调节功能尚未发育完善,炎夏暑气侵袭,故而发病。入夏以后,注意小儿饮食和营养,增强体质,保持住房空气流通与凉爽,适当服食一些健脾益气、养阴清热的药物等,均能有效预防本病的发生。发病后辅助治疗时,可选用以下足疗处方。

一、药物足浴外用方

- **二香佩兰汤**

【药物组成】香薷、藿香、佩兰、荆芥、紫苏叶、蒲公英、金银花、车前草各 30 克。

【制法与用法】将诸药择净，同放入药罐中，加水适量，浸泡 5～10 分钟后水煎取汁，放入浴盆中，待温时足浴，每日 2 次，每次 10～30 分钟。每日 1 剂，连续 2～3 天。

【功效与主治】清热解暑，化湿和胃。适用于小儿感受暑湿，发热呕吐等。

- **青蒿香薷汤**

【药物组成】青蒿、香薷、扁豆各 15 克，西瓜皮 100 克。

【制法与用法】将青蒿、香薷、扁豆择净，西瓜皮洗净切块，同入药罐中，加水适量，浸泡 10～20 分钟，武火煮沸后转文火煮 3～5 分钟。将药液倒入浴盆，待温后足浴，每次 15～20 分钟，每日 2 次。每日 1 剂，连续 3～5 天。

【功效与主治】清热解暑，化湿和胃。适用于小儿夏季发热、口渴多饮等。

- **党参升麻汤**

【药物组成】党参、升麻、黄芪各 10 克。

【制法与用法】将诸药择净，同放于药罐中，加清水适量，浸泡 10～20 分钟，武火煮沸后转文火煮 3～5 分钟。将药液倒入浴盆，待温后足浴，每次 15～20 分钟，每日 2 次。每日 1 剂，连续 7～10 天。

【功效与主治】补脾益气，甘温除热。适用于小儿夏季热。

- **参术芪草汤**

【药物组成】党参、白术、黄芪、甘草各 10 克。

【制法与用法】将诸药择净，同放于药罐中，加清水适量，浸泡 10～20 分钟，武火煮沸后转文火煮 3～5 分钟。将药液倒入浴盆，待温后足浴，每次 15～20 分钟，每日 1 次，每日 1 剂，连续 7～10 天。

【功效与主治】补脾益气，甘温除热。适用于小儿夏季热。

- **沙参石斛汤**

【药物组成】沙参、石斛各 15 克，竹叶 10 克，西瓜皮 100 克。

【制法与用法】将沙参、石斛、竹叶择净，西瓜皮洗净，切块，同放于药罐中，加清水适量，浸泡 10～20 分钟，武火煮沸后转文火煮 3～5 分钟。将药液倒入浴盆，待温后足浴，每日 2 次，每次 15～20 分钟。每日 1 剂，连续 7～10 天。

【功效与主治】温下清上，护阴潜阳。适用于小儿夏季发热、口渴多饮等。

- **附片花粉汤**

【药物组成】附片、天花粉、黄芩各 10 克。

【制法与用法】将附片、天花粉、黄芩择净，同放于药罐中，加清水适量，浸泡10～20分钟后，武火煮沸后转文火煮3～5分钟。将药液倒入浴盆，待温后足浴，每日2次，每次15～20分钟。每日1剂，连续7～10天。

【功效与主治】温下清上，护阴潜阳。适用于小儿夏季发热、口渴多饮等。

二、药物足敷外用方

- 栀子粉敷方

【药物组成】栀子10克，鸡蛋清适量。

【制法与用法】将栀子研末，与鸡蛋清调匀，做成药饼，厚如3个五分硬币，摊于布上，按男左女右敷于涌泉穴，包扎，8小时一换，连续3天。发热兼抽搐者，加敷内关穴。

【功效与主治】清肝泄热。适用于小儿夏季发热。

小儿咳嗽

咳嗽是机体的保护性反应，通过咳嗽，可以将呼吸道的分泌物或进入呼吸道的异物排出。炎症、异物或刺激性气体等均可导致咳嗽。

中医认为，小儿形气未充，肌肤柔弱，卫外功能较差，且小儿寒暖不能自调，故易被风、寒、热等外邪刺激侵袭而发病。治当以宣肺理气，疏散外邪为原则。辅助治疗时，可选用以下足疗处方。

一、药物足浴外用方

- 生姜汤

【药物组成】生姜120克。

【制法与用法】上方水煎取汁浴足，每次1剂，每日2～3次，每次10～30分钟，连续2～3天。

【功效与主治】温肺散寒。适用于小儿肺寒咳嗽，咳痰稀白。

二、药物足敷外用方

- 石枳瓜蒌散

【药物组成】石膏6克，枳实10克，瓜蒌12克，白矾、冰片各3克，凡士林适量。

【制法与用法】上药共研细末，凡士林调糊状外敷于患儿双足心涌泉穴，每日1换，连续5～7天。可同时加敷大椎穴。

【功效与主治】清热宣肺，化痰止咳。适用于小儿肺热咳嗽。

- **大蒜泥**

【药物组成】大蒜1枚。

【制法与用法】将大蒜捣为泥样，置伤湿止痛膏中心，外敷患儿双足心涌泉穴，待足心有强烈刺激感时揭去，1日1次，连续5～7天。

【功效与主治】温肺散寒。此法亦适用于百日咳。

- **吴茱萸法夏糊**

【药物组成】吴茱萸10克，法半夏6克，适量陈醋。

【制法与用法】将二药共研细末，用适量陈醋调为糊状，外敷双足心涌泉穴，棉布包扎固定，每隔24小时一换，连敷3～5次。伴喉间痰鸣者，可加芒硝10克，其效尤佳。

【功效与主治】化痰止咳。适用于小儿咳嗽痰多者。

- **麻黄贴敷法**

【药物组成】麻黄10克，细辛5克，米醋适量，适用于风寒咳嗽；麻黄10克，胆南星10克，米醋适量，适用于风热咳嗽。

【制法与用法】上药研细末，米醋调为稀糊状外敷双足心涌泉穴，每日1换，连续3～5天。

【功效与主治】宣肺止咳。适用于小儿外感咳嗽。

- **芥子夏杏糊**

【药物组成】芥子、法半夏、杏仁各等份，30％二甲基亚砜液适量。

【制法与用法】上方共研细末，每次取15克，加30％二甲基亚砜液调成软膏，分为2份，每晚洗脚后敷贴双足心涌泉穴，翌晨除去，连续3天。

【功效与主治】宣肺止咳。适用于小儿肺气不宣型咳嗽咳痰。

- **萸星芥子糊**

【药物组成】吴茱萸、胆南星、芥子、桃仁、巴豆各适量，米醋适量。

【制法与用法】将上药共研细末备用，每次取12克，加适量米醋调为糊状，外敷双足心涌泉穴，每日1换。

【功效与主治】化痰止咳。适用于小儿咳喘。

三、足疗综合外用方

● 杏夏蒜泥糊

【药物组成】杏仁、法半夏各等份，大蒜适量。

【制法与用法】将前2味药研末，加大蒜捣烂如饼状，先取温水浴足后，取药物敷于双足心涌泉穴，早晚各换1次，3天为1个疗程。

【功效与主治】宣肺止咳。适用于小儿外感咳嗽。

● 郁金五味子糊

【药物组成】郁金、五味子各12克。

【制法与用法】将二药共研细末备用，先在足心涌泉穴及中府穴上行火罐拔吸或用姜片蘸白酒擦皮肤，然后将上药贴敷于涌泉穴和中府穴，每日1换。

【功效与主治】收敛止咳。适用于小儿内伤咳嗽。

小儿哮喘

哮喘是儿科常见的呼吸道变态反应性疾病。临床可见起病突然，多于夜间或清晨突感胸闷或先有咽、耳、眼、鼻作痒、喷嚏、咳嗽，继而发喘；也可先有呼吸道症状，1～3天后再出现哮喘。发病时多有痉挛性咳嗽、哮鸣、烦躁不安、气急、呼吸困难等症状。有时伴有腹痛、低热，严重者面色苍白、冷汗淋漓等。本病多见于冬春两季，常反复发作，气候多变为发作诱因。

中医认为，本病多为素体不足，痰湿内盛，感受外邪而致病。治疗上发作时以祛邪为主，缓解时以扶正为主。辅助治疗时，可选用以下足疗处方。

一、药物足敷外用方

● 矾醋药饼

【药物组成】白矾末、米粉各20克。

【制法与用法】取上药以醋适量调匀做成药饼，贴双足心，每日换药1次，3～5天为1个疗程，连续2～3个疗程。

【功效与主治】化痰平喘。适用于小儿哮喘。

● 桃仁药饼

【药物组成】桃仁60克，杏仁6克，栀子18克，胡椒3克，糯米5克，鸡蛋清适量。

【制法与用法】将上药研为细末，以鸡蛋清适量调为软面团状，分做4份，敷贴于双足心涌泉穴及足背相对部位，外覆敷料包扎，胶布固定，12小时后去药，隔12小时可行第二次治疗，连续3~5次。

【功效与主治】止咳平喘。适用于小儿哮喘。

● 麻芥桑汁饼

【药物组成】麻黄5克，芥子20克，甘遂12克，细辛8克，延胡索粉15克，玄明粉15克，白桑皮汁适量。

【制法与用法】上药共研细末，分作3份，用白桑皮汁适量调匀，做成糊饼样，再分成若干等份，分别敷于百会穴、肺俞穴、膏肓俞穴、涌泉穴（每次敷2穴，交换敷贴），6小时左右去药，用纱布包扎好（药饼外层加一层塑料薄膜，以免干后影响疗效），连续3~5次。

【功效与主治】降气平喘，温肺散寒。适用于小儿肺寒痰盛型哮喘。

● 白矾吴茱萸饼

【药物组成】白矾30克，吴茱萸20克，芥子20克，栀子20克，面粉30克、食醋适量。

【制法与用法】上药共研细末，加面粉30克、食醋适量调匀做成3个饼，分别敷于双侧涌泉穴及气海穴，连续敷贴24小时换一次，共3~5次。

【功效与主治】化痰止咳，降气平喘。适用于痰涎壅盛之喘咳不能平卧者。

● 萸矾醋糊

【药物组成】吴茱萸粉、白矾粉各等份，米醋适量。

【制法与用法】将上药共研细末，米醋适量调为糊状外敷双足心涌泉穴，外用油纸或塑料薄膜、纱布包扎固定，每晚1次，连续3天。

【功效与主治】温中理气，燥湿化痰。适用于小儿肺寒型哮喘。

● 芥子胡椒姜汁糊

【药物组成】鲜芥子9克，白胡椒6克，姜汁适量。

【制法与用法】将前2味药共研细末，加姜汁适量调为糊状，外敷于双足心涌泉穴，夜敷晨取，每晚1次，连续3日。

【功效与主治】温肺下气。适用于小儿哮喘。

- **芥子法夏轻粉糊**

【药物组成】芥子45克,法半夏9克,轻粉6克,蜂蜜适量。

【制法与用法】上方共研细末,加蜂蜜适量,分次调敷涌泉穴,每晚1次,连续3天。

【功效与主治】下气平喘。适用于小儿哮喘。

- **二仁胡椒糊**

【药物组成】桃仁、杏仁、白胡椒各6克,生糯米10克,蛋清适量。

【制法与用法】将上药共研细末,加蛋清适量调敷双足心涌泉穴,每晚1次,连续3~5日。

【功效与主治】宣肺理气,止咳平喘。适用于小儿哮喘。

- **南星散**

【药物组成】生南星30克,白矾30克,米醋适量,面粉15克。

【制法与用法】将上药共研细末,加米醋适量、面粉15克调为稀糊状,做成药饼2个,略蒸热后贴敷于双足心涌泉穴,2小时后取下,1日1次。

【功效与主治】化痰平喘。适用于小儿痰喘。

二、足疗综合外用方

- **苍术麻黄蛋熨方**

【药物组成】苍术、麻黄各30克,鸡蛋1枚。

【制法与用法】将苍术、麻黄、鸡蛋加水文火煮半小时,取出鸡蛋趁热滚熨患儿背部、肺俞及双足心涌泉穴,冷后再煎,反复滚熨3~5次,一般一次可见效,连续3~5次。

【功效与主治】温肺散寒,止咳平喘。适用于小儿痰喘。

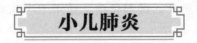

小儿肺炎

小儿肺炎以冬春季寒冷季节及气候骤变时多见。支气管肺炎是婴幼儿最常见的肺炎,多为上呼吸道感染进一步发展的结果。此外,小儿肺炎还包括金黄色葡萄球菌肺炎、腺病毒肺炎、毛细支气管肺炎、支原体肺炎等。临床表现为发热、咳嗽、气促、肺部湿啰音，严重者呼吸困难、面色苍白或发绀、烦躁不安等。辅助治疗时，可选用以下足疗处方。

一、药物足敷外用方

● 吴茱萸米醋糊

【药物组成】吴茱萸、米醋各适量。

【制法与用法】将吴茱萸研为细末，用米醋或温水适量调成糊状，每日3克，每足1.5克贴敷于双足心，敷料、绷带包扎固定，24小时换药一次，连续3日。

【功效与主治】温中止呕。适用于小儿肺炎呛奶。

二、足疗综合外用方

● 麻苍蛋熨方

【药物组成】麻黄、苍术各50克，鸡蛋1个。

【制法与用法】上药加水500毫升，以文火煎约30分钟，趁热以蛋熨肺俞穴及涌泉穴，蛋凉再煎，反复滚熨3~5次。

【功效与主治】宣肺散寒。适用于小儿肺炎，尤其对风寒或痰湿咳喘效佳。

【注意事项】注意鸡蛋不宜太热，以免烫伤小儿皮肤。

小儿呕吐

小儿因身体发育机制不健全，胃肠道和神经反射功能不稳定，进食后常会因为各种原因而出现呕吐。多数表现为进食后呕吐，可伴有消瘦、厌食等。

中医认为，小儿肝常有余，脾常不足。脾主运化，胃主受纳，脾胃亏虚，运化失司，水谷停滞，清浊不分。上逆则为呕吐，下注则成腹泻。加之小儿饮食不知节制，饮食过量，宿食内停，或过食生冷，误食不洁之物，损伤脾胃，传导失职，升降失调而发生呕吐、腹泻，治当以健脾消积。辅助治疗时，可选用以下足疗处方。

一、药物足敷外用方

- **地龙面粉饼**

【药物组成】地龙20克,或鲜地龙若干条,面粉、白糖各适量。

【制法与用法】将地龙捣烂,加面粉适量,水调为药饼状,外敷双足心涌泉穴,纱布敷料包扎,胶布固定;或将鲜地龙若干条,洗净泥土,撒上白砂糖,顷刻化为糊状,再加面粉适量,做成药饼如上法贴敷涌泉穴,一般当日即可止呕。

【功效与主治】清热止呕。适用于热性呕吐。

- **胆星朱砂膏**

【药物组成】胆南星、朱砂各等份,胡椒9克,葱白少许。

【制法与用法】将胆南星炒黄、研末,胡椒研末,与葱白、朱砂共捣为膏状(可加清水少许),取适量贴双足心,外用敷料、胶布固定,每日1换,以愈为度。

【功效与主治】健脾化痰止呕。适用于小儿脾虚痰多型呕吐。

- **蓖麻泥**

【药物组成】蓖麻子30克。

【制法与用法】将蓖麻子捣烂如泥,贴敷双足心涌泉穴,外用塑料薄膜覆盖,包扎固定,每日1换。

【功效与主治】清热止呕。适用于热性呕吐,食后即吐者。

- **绿豆陈醋白矾糊**

【药物组成】绿豆、陈醋、白矾、面粉各适量。

【制法与用法】将绿豆研为细末,将白矾、面粉加陈醋适量调为稀糊状,外敷双足心涌泉穴,用纱布或布包扎固定。

【功效与主治】化痰止呕。对小儿中毒性消化不良、呕吐、泄泻,一般用药半小时可止呕,对小儿中毒性消化不良因呕吐而药难下者甚宜。

- **天南星醋糊**

【药物组成】天南星适量,米醋适量。

【制法与用法】将天南星研为细末,加米醋适量调为稀糊状,外敷双足心涌泉穴,每日1换,连续2～3天。

【功效与主治】温中健脾。适用于吐泻不止。

- 胡椒酒曲葱糊

【药物组成】胡椒 15 枚,酒曲 3 个,葱白 10 茎。

【制法与用法】将三者混合捣烂成膏状,外贴于双足心涌泉穴,每日 1 换,连续 3~5 天。

【功效与主治】健脾止呕。适用于反胃,朝食暮吐或暮食朝吐,胃腹胀满,神疲少华者。

- 南黄吴茱萸糊

【药物组成】胆南星 2 克,生大黄 3 克,吴茱萸 5 克,米醋适量。

【制法与用法】将上药研为细末,用米醋调为稀糊状,外敷于双足心涌泉穴,纱布包扎固定,24 小时 1 换,连续 4 天。

【功效与主治】温中止呕。适用于小儿呕吐。

- 胡椒葱白糊

【药物组成】胡椒 1 克,葱白 1 根,铅丹适量。

【制法与用法】将胡椒捣烂,与葱白共捣为糊,做成 2 丸,铅丹为衣,压成饼状,贴敷双足心涌泉穴,每日 1 换。

【功效与主治】温中止呕。适用于小儿寒性呕吐。

- 吴茱萸生姜糊

【药物组成】吴茱萸、生姜各 9 克,米酒适量。

【制法与用法】将上药共捣烂,分为 3 份,每次用 1 份,纳药于双层纱布中央,敷贴于双足心涌泉穴并固定,每日 1 换。

【功效与主治】温中止吐。适用于小儿吐乳。

二、足疗综合外用方

- 生地酒搽剂

【药物组成】生地黄 9 克,米酒适量。

【制法与用法】将生地黄切细,浸于米酒中,待药味浸出时,用此药酒搽患儿足心,每日数次,以呕吐停止为度。

【功效与主治】温中止呕。适用于小儿寒性呕吐。

- 桂心汤

【药物组成】桂心 90 克。

【制法与用法】上药加水 3 升,煮取 1.5 升,取适量分 3 次服;又以浓汁涂于患儿的双手心、双足心和前胸心口。

【功效与主治】温经通络。适用于小儿吐乳，四肢皆软。

小儿腹泻

引起小儿腹泻的原因很多，如能确定其病因为某种特异性细菌或病毒，可称之为该种细菌性或病毒性肠炎，如病原微生物不能确定或由其他原因引起者，通称为小儿腹泻，本病多见于夏秋季。中医认为，本病多属脾胃亏虚、邪毒侵袭所致。治当以健脾养胃、清热解毒为原则。辅助治疗时，可选用以下足疗处方。

一、药物足浴外用方

- **艾叶胡草液**

【药物组成】艾叶50克，白胡椒25克，透骨草25克。

【制法与用法】将上药加水500～1000毫升，煎煮10～15分钟后去渣取汁，将药汁倒入盆中，以不烫为度，将患儿双足置入浸洗10～15分钟，1日3次，一剂可煎3次，经过1～4天即可。

【功效与主治】健脾温中。适用于小儿消化不良性腹泻。

- **葎草煎剂**

【药物组成】鲜葎草全草250克。

【制法与用法】将上药用刀切段，放锅内加水适量，煮沸30分钟，将药液放入盆内，待温度适宜时浸洗双足，时间30分钟，腹泻轻者，洗至足踝，重者洗至承山穴，每次30分钟，不要超过膝部，以免便秘。

【功效与主治】清热利湿。适用于清热内阻型小儿腹泻。

- **无花果叶汤**

【药物组成】无花果叶3～5片（干鲜均可）。

【制法与用法】将无花果叶放入盆中，加500毫升冷水，炉上煎开熬至200毫升左右，把盆端下，先熏双脚心，待温时洗双脚心，熏洗约15分钟即可。

【功效与主治】健脾止泻。适用于小儿脾虚呕吐。

- **猪殃殃汤**

【药物组成】猪殃殃（拉拉藤）250克（鲜者加倍）。

【制法与用法】将上药洗净，切碎，加水 2000 毫升，煎至 1500 毫升，置浴盆中，待温度适宜时，让患儿赤足站立药液中，以药液不超过足踝为度，每次浸泡 10 分钟，每日 2 次，连用 3 天，慢性腹泻连续 5～7 天。

【功效与主治】温脾止泻。适用于幼儿因消化不良、肠道感染、肠功能紊乱所致的腹泻及原因不明的秋季腹泻。

二、药物足敷外用方

- 附子肉桂糊

【药物组成】盐附子、肉桂各适量。

【制法与用法】将盐附子捣烂，肉桂研为细末，白水适量调为糊状，外敷于双足心，以肢暖为度。

【功效与主治】健脾温肾。适用于小儿迁延性腹泻，嗜睡者。

- 蒜泥糊

【药物组成】大蒜 12 克。

【制法与用法】将大蒜捣为泥状，加蛋清适量调匀，敷双足心。外用敷料包扎，胶布固定，每日 1 换。

【功效与主治】温中健脾。适用于小儿寒泻。

- 颠倒苦苍散

【药物组成】苦参、苍术、米醋各适量。

【制法与用法】将苦参、苍术研为细末，热重者 3：1 配合，湿重者 1：3 配合，以米醋调敷双足心，外用纱布包扎，胶布固定，4～12 个小时换一次药，泻缓换药时间可适当延长，以愈为度。

【功效与主治】健脾利湿，清热燥湿。适用于婴幼儿腹泻。

- 黄桂椒辛散

【药物组成】吴茱萸、肉桂、花椒、细辛各等份。

【制法与用法】上药共研细末，外敷双足心涌泉穴及脐，敷料包扎，胶布固定，每日 1 换，天寒或寒象明显则将药末加热后外敷。

【功效与主治】健脾利湿止泻。适用于寒湿中阻型小儿腹泻。

- 老鹳草糊

【药物组成】老鹳草 30 克，五味子 12 克，茯苓 6 克。

【制法与用法】将上药共研细末，加水适量调为糊状外敷双足心涌泉穴，每晚 1 次，连续 5～7 次。

【功效与主治】收敛止泻。适用于小儿久泻。

- 大蒜朱砂饼

【药物组成】大蒜20克,朱砂0.3克。

【制法与用法】将大蒜捣烂,纳入朱砂拌匀,压为药饼样,贴敷于双足心涌泉穴,每日1换,连续3~5日。

【功效与主治】清热止泻。适用于急性腹泻。

- 栀子蛋清糊

【药物组成】栀子、蛋清各适量。

【制法与用法】将栀子研末,加蛋清适量调为稀糊状外敷于双足心涌泉穴,每日1换,连续3~5天。

【功效与主治】清热利湿。适用于泻下黄色稀便,有泡沫,次数频繁兼有肛门灼热感,口渴喜饮或伴有发热者。

- 栀仁糊

【药物组成】桃仁、杏仁、生栀子、白胡椒、糯米各7枚,面粉、蛋清各适量。

【制法与用法】将上药共研细末,加面粉适量和匀,蛋清调为糊状,敷双手心、双足心,每日1换。

【功效与主治】止泻止痉。适用于小儿吐泻转惊风者。

- 艾叶胡椒糊

【药物组成】艾叶30克,胡椒20克,透骨草30克。

【制法与用法】将上药共捣烂,用蛋清调为饼状,敷于双足心涌泉穴,每日1换。

【功效与主治】温中止泻。适用于小儿泄泻。

小儿滞颐

滞颐俗称"流口水",是指小儿涎液过多,经常流出,滞于颐间及胸前者。本病多见于3岁以内的小儿,但若因出牙而引起者,不属本病。中医认为,本病盖因脾胃积热、廉泉不能制约或脾胃虚寒,不能收摄津液所致,临床以虚证多见。治以健脾燥湿,和胃摄涎。辅助治疗时,可选用以下足疗处方。

一、药物足浴外用方

● 白矾足浴方

【药物组成】白矾 15～20 克。

【制法与用法】将白矾研末,开水化开,再加温水,使温度降至 38～40℃,水量以浸没足背为宜(浸脚容器不宜过大,以恰好容下双足为佳),1 日 1 次,连续 2～3 次。

【功效与主治】收敛健脾。适用于小儿脾虚流涎。

二、药物足敷外用方

● 南黄食醋饼

【药物组成】制南星 30 克,生蒲黄 12 克,米醋适量。

【制法与用法】将制南星研为细末,与生蒲黄拌匀,加米醋调糊,压成饼状,外贴于双足心涌泉穴,外用伤湿止痛膏固定,按男左女右贴敷,12 小时后除去,1 日 1 次,连续 5～7 天。

【功效与主治】健脾化痰。适用于小儿脾虚流涎。

● 吴茱萸胆星散

【药物组成】吴茱萸 3 份,胆南星 1 份,陈醋适量。

【制法与用法】将吴茱萸、胆南星研末混匀,每次取 15 克,陈醋适量调匀,外贴双足心涌泉穴(男左女右),外用敷料包扎,胶布固定,每晚一次,连续 3～5 次。

【功效与主治】温脾摄涎。适用于小儿流涎。

● 吴益胆星糊

【药物组成】吴茱萸、益智、胆南星各等份,米醋适量。

【制法与用法】将上药共研细末,用米醋调为稀糊状,外敷于双足心涌泉穴,每日 1 换,连续 5～7 天。

【功效与主治】温中健脾。适用于小儿流涎。

● 天南星糊

【药物组成】天南星 30 克,米醋适量。

【制法与用法】将上药共研细末,用米醋适量调匀后,外敷于双足心涌泉穴,每次敷 12 小时,连续 3～4 天。

【功效与主治】化痰利湿。适用于小儿流涎。

- 肉桂糊

【药物组成】肉桂 10 克,米醋适量。

【制法与用法】将上药共研细末,用米醋适量调匀后,于每晚临睡前外敷于双足心涌泉穴,外用敷料、胶布固定,每日 1 换,连续 3~5 天。

【功效与主治】温胃散寒。适用于小儿流涎。

小儿口疮

凡口颊、舌边、上腭等口腔黏膜任何部位,单发或多发圆形或椭圆形白色溃烂小疮,并见红肿热痛伴发热者,皆称口疮。本病常因过食辛辣或刺激性食物,外感风热之邪,口腔不洁,被损后邪毒乘机入侵;或久病体虚或劳伤过度,阴津亏损,肾阴不足,水火不济,虚火上炎而致。实者治以清热解毒泻火,虚者当以滋阴降火,引火归原。辅助治疗时,可选用以下足疗处方。

一、药物足浴外用方

- 白矾浴方

【药物组成】白矾适量。

【制法与用法】将白矾煎汤取汁足浴,1 日 1 次,每次 10~30 分钟,连续 3~5 天。

【功效与主治】引热下行。适用于小儿口疮不食。

二、药物足敷外用方

- 釜底抽薪散

【药物组成】吴茱萸、胆南星、大黄、陈醋各适量。

【制法与用法】将上药研为细末,按 4∶1∶2 比例,加陈醋适量调为糊状,待患儿晚上临睡前敷双足心,外用纱布包扎,12 小时后取下,根据病情可再敷一次。

【功效与主治】引火归原。适用于小儿口疮红肿疼痛者。

- 大黄绿豆糊

【药物组成】生大黄 9 克,炒绿豆 6 克,丁香 1.5 克,米醋适量。

【制法与用法】将上药共研细末，用适量米醋调为稀糊状，外敷双足心涌泉穴，1日1次，连续3～5天。

【功效与主治】清热解毒泻火。适用于小儿口疮红肿疼痛者。

- 连萸散

【药物组成】黄连5克，吴茱萸3克，米醋适量。

【制法与用法】将二药共研细末，以米醋适量调为稀糊状，每晚敷患儿双侧涌泉穴，白天取下，每天用药一次，连续2～5次。

【功效与主治】清热解毒。适用于小儿口疮。

- 辛桂吴茱萸散

【药物组成】细辛、肉桂、吴茱萸各1克，麦麸适量。

【制法与用法】将上药共研细末，加麦麸适量用温开水调和做成2个饼，每晚1次，按男左女右敷足心涌泉穴，绷带包扎固定，次晨去掉，连续3～4次。

【功效与主治】引火归原。适用于小儿口疮。

- 连萸星黄散

【药物组成】胡黄连、生大黄各5克，吴茱萸10克，胆南星3克，米醋适量。

【制法与用法】将上药共研细末，米醋适量调为稀糊状，外敷于双足心涌泉穴，胶布固定，每日换药1次，连续3～5天。

【功效与主治】清热泻火。适用于小儿口疮。

- 吴茱萸肉桂糊

【药物组成】吴茱萸10克，肉桂5克，食醋适量。

【制法与用法】将上药共研细末，食醋调为糊状，制成2个药饼，贴敷双侧涌泉穴，早晚各换一次，连续1～4天。

【功效与主治】引热下行。适用于小儿口疮。

- 吴茱萸半夏糊

【药物组成】吴茱萸10克，法半夏10克，蛋清适量。

【制法与用法】将上药共研细末，加蛋清适量调为稀糊状外敷足心涌泉穴，男左女右，包扎固定，睡前贴敷，次晨取下，连续1～3次。

【功效与主治】引热下行。适用于小儿口疮。

- 复方吴茱萸糊

【药物组成】吴茱萸、黄连、肉桂、黄柏、生地黄各等份，米醋适量。

【制法与用法】将上药烘干研末，过120目筛，装瓶备用。每次取2克，米醋适量调匀，分作两份置于麝香追风膏上，分敷于双足心涌泉穴，每日1换，3天为1个疗程，连续1~2个疗程。

【功效与主治】引热下行，解毒止痛。适用于小儿口疮。

● 附子半夏糊

【药物组成】生附子、生半夏各6克，蛋清适量。

【制法与用法】将二药研为细末，用蛋清调为稀糊状，外敷双足心涌泉穴，每日1换，以愈为度。

【功效与主治】引热下行。适用于小儿两腮肿硬，或口舌生疮，或生马牙，或重舌、木舌及口噤不开，不欲乳食等。

● 三生敷足散

【药物组成】生天南星、生半夏、生吴茱萸各等份，米醋适量。

【制法与用法】将上药共研细末，米醋调为稀糊状，外敷双足心涌泉穴，每日每穴用药3克，每日1换，连续3~5天。

【功效与主治】散虚火，降逆气。适用于小儿口疮。

● 陀僧萸辛散

【药物组成】密陀僧10克，吴茱萸、细辛各5克，米醋适量。

【制法与用法】上药共研细末，用适量米醋调为稀糊状涂敷于双足心涌泉穴，每晚1次，连续3~5天。

【功效与主治】引火归原，消肿敛疮。适用于虚证口疮。

● 三子膏

【药物组成】莱菔子、芥子、地肤子各10克，米醋适量。

【制法与用法】将三子用砂锅文火炒至微黄，共研为细末；将米醋煮沸后，冷却至温热，与药末共调成膏状，把药膏涂于2厘米见方的纱布或白布上，膏厚2厘米，1厘米见方，贴于患儿双足心涌泉穴，胶布固定，每日1换。

【功效与主治】引热下行。适用于小儿口疮。

【临床应用】治疗小儿口疮43例，其中38例敷药3~5次即愈。

● 柴胡吴茱萸糊

【药物组成】柴胡、吴茱萸各等份，米醋适量。

【制法与用法】将上药研为细末，每次用3克，米醋调糊涂敷于足心，男左女右，1日1次，连续3~5天。

【功效与主治】清热泻火。适用于小儿口疮。

- 乌头南星糊

【药物组成】乌头尖7个,天南星1个,生姜汁适量。

【制法与用法】上药共研细末,用生姜汁调为糊状,足心内涂敷,男左女右,不过2～3次即愈。

【功效与主治】引热下行。适用于哺乳期小儿口疮。

- 南星陀僧糊

【药物组成】天南星、密陀僧各等份,米醋适量。

【制法与用法】将天南星、密陀僧研为细末,加米醋适量涂敷于双足心涌泉穴,每日1换,连续3～5天。

【功效与主治】引热下行。适用于小儿口疮、不能吮乳者。

- 吴茱萸地龙糊

【药物组成】炒吴茱萸、土炒地龙各等份,面粉、米醋各适量。

【制法与用法】将二药研末,加面粉少许,用米醋调为糊状,涂敷于双足心涌泉穴,每日1换,连续3～5天。

【功效与主治】引热下行。适用于小儿口疮,亦治老人及虚证口疮。

- 独圣散

【药物组成】天南星、米醋各适量。

【制法与用法】将天南星研细末,用米醋适量调为稀糊状,外敷双足心涌泉穴,每日1换,连续3～5天。

【功效与主治】引热下行。适用于小儿心有客热,口生疮。

- 蕊仁朱砂糊

【药物组成】去油蕊仁、朱砂各1.5克,冰片0.3克,熟枣3枚(去核)。

【制法与用法】上药共研为细末,加熟枣3枚(去核),捣烂成膏状,摊于布上,贴患儿足心24小时。

【功效与主治】引热下行。适用于小儿红白口疮。

- 白矾蛋醋糊

【药物组成】白矾30克,鸡蛋1个,米醋适量。

【制法与用法】将白矾研粉,鸡蛋1个打碎,放入米醋中混匀,涂患儿双足足底,20日可愈。

【功效与主治】清心泻火。适用于小儿口疮,乳饮不得。

三、足疗综合外用方

● **硫黄液**

【药物组成】生硫黄10克。

【制法与用法】上药溶于100毫升水中,1日后用其溶液涂双足心,见效后立即洗去,不效再用。

【功效与主治】暖脾温肾。适用于虚证口疮。

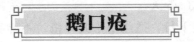

鹅口疮

鹅口疮是白色念珠菌感染,侵犯口腔黏膜所致。临床表现为口腔黏膜散布大小不等的白色假膜,状如奶块,剥离后显现潮红基底,且有出血。本病多发于新生儿及体弱久病、营养不良的婴幼儿。中医认为,本病多为小儿心脾积热,火热上壅所致,治当清热解毒泻火。足疗法可引热下行,从而收到较好的疗效。辅助治疗时,可选用以下足疗处方。

药物足敷外用方

● **附片吴茱萸糊**

【药物组成】附片10克,吴茱萸6克,米醋适量。

【制法与用法】将二药共研细末,用米醋适量调为稀糊状,外敷双足心涌泉穴,每日1换,连续3~5天。

【功效与主治】温经通阳,引热下行。适用于鹅口疮。

● **柏黄生地糊**

【药物组成】黄柏、生大黄、鲜生地黄各3克。

【制法与用法】将上药共捣烂为糊,外敷双足心涌泉穴,敷料包扎固定,每日1换。

【功效与主治】清热泻火。适用于鹅口疮。

● **地萸蓖麻糊**

【药物组成】生地黄6克,吴茱萸15克,蓖麻子7粒。

【制法与用法】上药共捣烂如糊状,外敷双足心涌泉穴,敷料包扎,胶布固定，每日1换。

【功效与主治】清热泻火。适用于新生儿颊黏膜肿硬，不能吃乳者。

- 地龙吴茱萸糊

【药物组成】鲜地龙16条，吴茱萸2克，飞面少许。

【制法与用法】将鲜地龙、吴茱萸、飞面共捣为糊状，外敷于双足心涌泉穴，每日1换。

【功效与主治】清热化痰。适用于鹅口疮。

- 附萸大黄糊

【药物组成】生附片、吴茱萸、大黄各等份，米醋适量。

【制法与用法】将上药共研细末，米醋适量调为稀糊状，外敷双足心涌泉穴，敷料包扎，胶布固定，每日1换。

【功效与主治】清热散寒，引热下行。适用于鹅口疮。

- 吴茱萸肉桂糊

【药物组成】吴茱萸20克，肉桂2克，米醋适量。

【制法与用法】将前两味药研末，米醋适量调为糊状，捏成饼样，于临睡前贴敷于双足心涌泉穴，外以青菜或树叶包扎，纱布、胶布固定，次晨取下，连续3～5次。

【功效与主治】引热下行。适用于鹅口疮。

- 蓖麻散

【药物组成】蓖麻子、吴茱萸各30克，生大黄、制南星各6克，鸡蛋清适量。

【制法与用法】将上药共研细末，用鸡蛋清适量调为稀糊状，每晚临睡前贴敷于患儿双足心涌泉穴，再以胶布固定，次晨去掉，上药1料分5次贴完，5次为1个疗程，连续1～2个疗程。

【功效与主治】清热解毒。适用于鹅口疮。

- 吴茱萸蛋清糊

【药物组成】吴茱萸5～10克，蛋清适量。

【制法与用法】将吴茱萸研为细末，蛋清适量调为糊状，外敷双足心涌泉穴，每日1换，连续3天。酒、醋、蜜调亦可。

【功效与主治】引热下行。适用于鹅口疮。

- 硝石矾石糊

【药物组成】芒硝、矾石各等份，米醋适量。

【制法与用法】将二石共研细末,用米醋适量调为稀糊状,涂于双足心涌泉穴,每晚1次,连续3～5天。

【功效与主治】清热泻火。适用于鹅口疮。

● **细辛米醋糊**

【药物组成】细辛30克,米醋适量。

【制法与用法】将细辛研为细末,用米醋适量调为糊状,涂敷于双足心涌泉穴,每晚1次,连续3～5日。

【功效与主治】引火下行。适用于小儿口颊、舌边、上腭发生白色溃烂,红肿热痛,啼哭不止,吮乳困难者。

● **黄连肉桂糊**

【药物组成】黄连6克,肉桂2克,酵母1撮。

【制法与用法】将前两味药研为细末,和湿酵母混合均匀,敷于双足心涌泉穴,2天换药1次,连续2～3次。

【功效与主治】清心泻火。适用于鹅口疮。

小儿便秘

小儿便秘是指小儿大便干燥,坚硬,量少或排便困难。皆因摄入食物及水量不足、喂养不当或突然改变饮食习惯等因素所致。中医认为,燥热内结,肠胃积热;或热病伤阴,肠道津枯;或乳食积滞,结积中焦;或气血不足,肠道失于濡润等,均可引起大便秘结。治当以通腑泄热,润肠通便。辅助治疗时,可选用以下足疗处方。

药物足敷外用方

● **大黄粉糊**

【药物组成】大黄5～10克,醋适量。

【制法与用法】将大黄研为细末,醋调为稀糊状,置伤湿止痛膏中心,贴双足心涌泉穴10～15小时后取下,一般一次即效。

【功效与主治】清热消积,导滞通便。适用于小儿热结便秘。

【临床应用】贴脐亦可。

小儿遗尿

小儿遗尿即俗称的尿床，是指 3 岁以上小儿睡眠中小便自遗，醒后方自觉的一种病症。3 岁以下的婴幼儿，由于其智力发育未臻完善，排尿的正常习惯尚未形成；或者贪玩少睡精神过度疲劳等，均可引起暂时性遗尿。这些不属于病态。若 3 岁以上的幼儿尚不能自控排尿，每睡必遗，则应视为病态。本病若经久治不愈，可影响小儿的精神生活。中医认为，本病多为肾气不足，下元虚寒或病后体虚，肺脾不足所为。治当以培元补肾，健脾益肺为原则。辅助治疗时，可选用以下足疗处方。

一、药物足浴外用方

- **补肾止遗方**

【药物组成】续断、狗脊、女贞子各 30 克，党参、茯苓各 20 克，甘草 6 克。

【制法与用法】将上药水煎取汁，浸洗双足。每次 10～15 分钟，每晚 1 次，连续 5～7 天。

【功效与主治】补肾止遗。适用于小儿肾虚遗尿。

二、药物足敷外用方

- **五倍子米醋糊**

【药物组成】五倍子 3 克，米醋适量。

【制法与用法】将五倍子研为细末，用适量米醋调为稀糊状，外敷双足心涌泉穴，每日 1 次，夜敷晨取，连续 3～5 天。

【功效与主治】固肾止遗。适用于小儿肾虚遗尿。

- **牡蛎金樱糊**

【药物组成】牡蛎 12 克，金樱子 30 克，姜汁或凡士林适量。

【制法与用法】将上药共研细末，用姜汁或凡士林调为稀糊状外敷于双足心涌泉穴及腰眼穴，每日 1 换。

【功效与主治】收涩止遗。适用于小儿肾虚遗尿。

小儿胎毒

"胎毒"是产后急性过敏重症的俗称，主要表现为各种皮肤变态反应，例如荨麻疹、疱疹等，这种反应通常出现在过敏体质或有过敏史的产妇身上。胎儿孕育母体中，总不免感七情六欲以及饮食之毒。故胎儿未产之前，胎毒已蕴藏于躯体中，他日发为口病、游丹、痘疹等症。辅助治疗时，可选用以下足疗处方。

药物足敷外用方

● 黄栀桃仁糊

【药物组成】黄栀子、桃仁、杏仁各1枚，白胡椒3枚，乌骨鸡蛋清适量。

【制法与用法】将上药共研细末，用乌骨鸡蛋清调匀，于婴儿未满月之时包裹足心，固定，一周后取下，可见足心呈青黑之色。

【功效与主治】清热解毒。用于清解胎毒。

● 白蜜磨油浴方

【药物组成】川白蜜、小磨香油、鸡蛋清、黄酒各一食匙。

【制法与用法】将上物混匀，于婴儿出生3日洗浴时，取本品先敷前胸，次敷后背，然后再敷双手心、双足心、脑后及双肩、尾骨等处。

【功效与主治】解毒化积。适用于小儿胎毒。

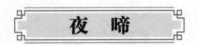

夜 啼

小儿白天如常，入夜则啼哭，或每夜定时啼哭者称夜啼，又叫小儿夜啼。多发于半岁以内小儿。夜啼小儿白天饮食、精神、活动正常，每到夜间便啼哭不休，或每在夜间固定时间发生啼哭。辅助治疗时，可选用以下足疗处方。

一、药物足敷外用方

● 吴茱萸糊

【药物组成】吴茱萸20克，米醋适量。

【制法与用法】将上药研为细末，米醋调成糊状，摊在伤湿止痛膏上，外敷双足心涌泉穴及脐，每日1换。

【功效与主治】引热下行。适用于脏热心烦之夜啼。

- **枣仁贴方**

【药物组成】生酸枣仁10克。

【制法与用法】将生酸枣仁捣烂，置伤湿止痛膏中心，外敷于双足心涌泉穴，每日1换。

【功效与主治】养肝安神。适用于小儿夜啼。

- **吴茱萸五倍子糊**

【药物组成】吴茱萸30克，五倍子、面粉各15克，朱砂6克。

【制法与用法】上药共研细末，加水适量调为糊状，外敷双足心涌泉穴及脐，每日1换。

【功效与主治】宁心安神。适用于小儿夜啼。

- **龙豆砂糊**

【药物组成】生龙骨、绿豆各5克，朱砂2克，蛋清适量。

【制法与用法】将上药共研细末，加蛋清调匀，分敷于双足心涌泉穴、脐及头顶百会穴，24小时后取下，若疗效不佳，可再敷一次。

【功效与主治】镇惊安神。适用于小儿夜惊易啼。

二、足疗综合外用方

- **伏龙肝糊**

【药物组成】伏龙肝（灶心土）60克，鸡蛋1枚。

【制法与用法】将伏龙肝研末，打入鸡蛋1枚，再加少许清水调匀如糊状，取适量外涂患儿百会穴、双足心、双手心及剑突下，每日1换。

【功效与主治】宁心安神。适用于小儿夜啼。

- **二龙豉糊**

【药物组成】伏龙肝、地龙粪、豆豉各适量。

【制法与用法】将上药共研细末，再加少许清水调匀如糊状，外涂患儿百会穴、双足心、双手心及剑突下，每日1换。

【功效与主治】清热安神。适用于小儿夜啼。

小儿惊风

惊风又称为"惊厥",民间亦称为"抽风"。是小儿常见的凶险病症,临床上以抽搐或伴有神昏为其特征,在任何季节,在许多疾病中都有可能发生,一般以1~5岁婴幼儿为多见,年龄越小,发病率越高,7岁以上则逐渐减少。由于其病势突然,来势凶猛,变化迅速,往往威胁小儿生命,是儿科急症重症之一。现代医学认为该病的发生主要是由于小儿中枢神经发育不健全,每当感染或高热刺激时,脑神经功能就会出现紊乱。惊风发作时的主要临床表现为壮热,四肢拘急,项背强直,两目上视,牙关紧闭,抽搐昏迷或时抽时止,有时仅有摇头(或某一肢体抽搐、或面部肌肉抽动),面色苍白,精神倦怠,嗜睡或昏迷,甚至四肢厥冷。在中医上把前者称作急惊风,把后者称为慢惊风。

药物足敷外用方

- **赭石食醋糊**

 【药物组成】赭石12克,食醋或姜汁适量。

 【制法与用法】将赭石研为细末,用食醋或姜汁适量调为稀糊状,外敷双足心,每日1换。

 【功效与主治】平肝潜阳。适用于小儿急惊风。

- **铅粉蛋清糊**

 【药物组成】铅粉20克,蛋清适量。

 【制法与用法】将铅粉研为细末,蛋清适量调糊,外敷于双足心涌泉穴,每日1换。对小儿惊风抽搐,用药半小时左右抽搐可止。止后即将药取下。

 【功效与主治】镇惊开窍。适用于小儿急惊风。

- **地龙肉桂糊**

 【药物组成】胡椒6克,地龙、肉桂各20克,栀子12克,麻油适量。

 【制法与用法】将上药共研细末,用麻油调为糊状,外敷双足心涌泉穴,胶布固定,每日1换。

 【功效与主治】清热化痰平喘。适用于小儿急惊风。

- **吴茱萸芥子糊**

 【药物组成】吴茱萸7克,芥子3克,米醋适量。

【制法与用法】将吴茱萸、芥子共研细末，用米醋或冷开水适量调为稀糊状，涂敷于手足心，每日1换，以愈为度。

【功效与主治】化痰开窍。适用于小儿急惊风。

- **附子蛋清糊**

【药物组成】附子12克，蛋清适量。

【制法与用法】将附子研为细末，用蛋清适量调为稀糊状，外敷于双足心涌泉穴，敷料包扎，胶布固定，每日1换。

【功效与主治】回阳救逆。适用于小儿脐风。

- **止惊方**

【药物组成】栀子、鸡蛋清、飞罗面、连须葱白各30克。

【制法与用法】将上药混匀，共捣100下，取适量，敷于患儿脐部及手足心，1日1次。

【功效与主治】清热开窍。适用于小儿急惊风。

- **胡椒丹硝糊**

【药物组成】铅丹、芒硝各18克，胡椒40枚，葱白连根3根，米醋适量。

【制法与用法】将上药共捣烂成膏状，外敷双足心涌泉穴及脐，用布包扎固定，并加温，一般只外敷一次即可。

【功效与主治】镇痉解毒。适用于破伤风。

- **附萸面粉糊**

【药物组成】生附子5克，吴茱萸10克，面粉30克，米醋适量。

【制法与用法】将上药研末，加面粉30克混匀，米醋调匀，蒸热，将患儿双足心用双手搓热，纳药糊于足心，用布包好，每日1换。

【功效与主治】温阳止痉。适用于小儿慢惊风。

- **桃皮灯心糊**

【药物组成】桃树2层皮120克，葱白20个，灯心草3根。

【制法与用法】上药共捣烂，敷患儿双手心、双足心，每日1换。

【功效与主治】镇惊安神。适用于小儿急惊风。

- **二白全虫糊**

【药物组成】白矾、芥子、全蝎、吴茱萸各3克。

【制法与用法】将上味药共研细末，分为4份；将附桂柴金膏1张烧热，分为4块，纳药末于膏药中心，再烧热，贴患儿双手心、双足心，如四肢转温，即可取药。

【功效与主治】温阳止痉。适用于小儿慢惊风。

- 吴茱萸生姜糊

【药物组成】吴茱萸16克，生姜31克，白酒少许。

【制法与用法】将吴茱萸研为细末，生姜捣烂，一同炒热，摊在纸上，再向药上喷一口白酒，外敷于足心涌泉穴，包扎固定，每日1换。

【功效与主治】解表止痉。适用于小儿抽搐。

- 朱砂糊

【药物组成】朱砂6克。

【制法与用法】将朱砂研为细末，以新汲水调为糊状，涂敷于患儿双手心劳宫穴、双足心涌泉穴和心口，即止。

【功效与主治】镇惊安神。适用于小儿胎惊，时发如痫。

- 菊花糊

【药物组成】菊花30克，菖蒲20克，防风12克，青蒿6克，薄荷、人工牛黄、羚羊角、黄连、白芍各3克，凡士林或麻油适量。

【制法与用法】上药共研细末，加凡士林或麻油适量调为稀糊状，取适量外敷于足心、脐和囟门，每日1换。

【功效与主治】清热开窍。适用于小儿慢惊风。

- 二仁面粉糊

【药物组成】杏仁、桃仁各7枚，面粉15克。

【制法与用法】将二仁、面粉共捣为糊，用好烧酒调匀成糊状，贴于足心，男左女右，用绢布包好过夜，干则自落，重者再涂一次。

【功效与主治】引热下行。适用于小儿急慢惊风。

疳积及小儿厌食症

疳积是小儿营养不良所表现的一系证候，是小儿特有疾病。主要由于脾胃虚损，运化功能失常。临床表现为体形消瘦，精神萎靡，气血不荣，肚腹胀大，青筋暴露，皮毛憔悴，食欲低下。该病见于3岁以下小儿，多有乳食不节、积滞或长期吐泻病史。辅助治疗时，可选用以下足疗处方。

小儿厌食症是指小儿长期食欲缺乏，甚至完全不想吃东西的一种病症。现代医学认为人体内缺锌，会使食欲和消化功能减退。家长不正确的喂食方式，如过分溺爱或用打骂等手段强迫进食，使小儿情绪变化影响中枢神经系统功能，可导致消化功能减退。随着食欲明显减退，体重会随之下降。毛发增多、表情淡漠、注意力涣散、成绩退步、体温下降、心律减慢、血压偏低等症状在临床上也很常见。在女孩还可引起闭经或月经推迟等。辅助治疗时，可选用以下足疗处方。

药物足敷外用方

- 疳积草糊

【药物组成】疳积草15克，葱白、生姜各30克，蛋清适量。

【制法与用法】将上药捣烂，加蛋清调匀，外敷双足心涌泉穴，敷料包扎，胶布固定，每日1换，连续5～7天。

【功效与主治】消食导滞和胃。适用于小儿疳积，食欲缺乏。

- 鲜铁苋菜糊

【药物组成】鲜铁苋菜1把，生姜、葱白各30克，鸭蛋清1个。

【制法与用法】将鲜铁苋菜、葱白、生姜共捣为糊，加鸭蛋清1个搅匀，外敷于双足心，外用敷料包扎，胶布固定，24小时后除去，每3天换药1次，连续5～7天。

【功效与主治】温中和胃，健脾消食。适用于小儿疳积，食欲缺乏。

- 杏仁艾叶糊

【药物组成】杏仁30克，艾叶10克，木通9克，胡椒3克，栀子、吴茱萸、公丁香、升麻各6克，葱白3根，面粉30克，蛋清适量。

【制法与用法】将诸药共研细末，和葱白3根捣烂，加面粉30克、蛋清适量调匀，加米泔水适量为糊，外敷于双足心，敷料包扎，胶布固定，24小时除去，隔日1次，连续3～5次。

【功效与主治】健脾温中，消积导滞。适用于小儿疳积，食欲缺乏。

- 栀子面粉糊

【药物组成】生栀子9克，面、蛋清各适量。

【制法与用法】将生栀子研为细末，入飞面少许拌匀，加蛋清调匀，做成3饼，分敷于患儿脐部及双足心涌泉穴，每日1换，连用3～5天。

【功效与主治】清热化滞。适用于小儿积食，腹胀发热。

- **香附半夏糊**

【药物组成】生香附、生半夏各 4.5 克,蛋清适量。

【制法与用法】将二药共研细末,加蛋清适量调为稀糊状外敷双足心涌泉穴,包扎固定(忌落地),每日 1 换。

【功效与主治】健脾理气。适用于小儿疳膨食积。

第五章　五官科

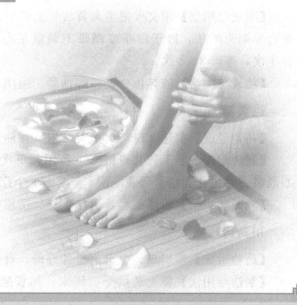

急性扁桃体炎

急性扁桃体炎主要是由乙型溶血性链球菌或甲型溶血性链球菌引起的腭扁桃体的急性炎症。这些细菌属于人体正常菌群，只有在抵抗力低下时（如过度疲劳、吸烟、饮酒等），滋生繁殖而致发病。急性扁桃体炎患者可有发热、头痛、全身酸痛、咳嗽有痰、咽部疼痛、干燥灼热感、口渴心烦等全身症状。疼痛可放射至耳根及颌下，并可引起吞咽困难。小儿患本病者可因高热而抽搐，昏睡，拒食或流质食物由鼻部反流。

一、药物足敷外用方

- **桃杏栀子方**

【药物组成】桃仁、杏仁、栀子各7个，面粉、蛋清适量，烧酒半盅。

【制法与用法】将上药研为细末，加面粉、蛋清适量，烧酒半盅调为糊状，外敷双足心涌泉穴，包扎固定，每日1换。

【功效与主治】清热解毒。适用于急性扁桃体炎。

- **单味大黄糊**

【药物组成】生大黄20克，食醋适量。

【制法与用法】用文火把生大黄放瓦上焙干，研细末装瓶备用。每次取1/3用食醋调为糊状，摊于白布或绷带上贴敷足心，包扎8小时（男左女右），1日1次，连续3～4次。

【功效与主治】清热泻火，釜底抽薪。适用于急性扁桃体炎。

- **连萸糊**

【药物组成】黄连3份，吴茱萸7份，香油适量。

【制法与用法】上药共研细末，备用，每次取适量，香油调糊，外敷双足心涌泉穴并包扎固定，每晚一次，3次为1个疗程，连续1～2个疗程。

【功效与主治】清热解毒，引热下行。适用于急性扁桃体炎。

- **川乌南星糊**

【药物组成】生川乌、生天南星各等份，食醋适量。

【制法与用法】将上药烘干、研末，加食醋适量调为稀糊状，外敷双足心涌泉穴，纱布包扎固定，每日1换。

【功效与主治】引热下行。适用于急性扁桃体炎。

- 黄桂面粉糊

【药物组成】吴茱萸30克，肉桂30克，小麦面粉30克，陈醋适量。

【制法与用法】将上药共研细末，与小麦面粉30克混匀，用陈醋调为药糊，分作两份，敷于双足心涌泉穴，外以布带包扎固定，次晨去掉。

【功效与主治】引热下行。适用于妊娠后咽喉肿痛。

二、药物足浴外用方

- 柴芩银栀汤

【药物组成】柴胡、黄芩、生栀子、荆芥、知母各15克，石膏20克，金银花、生大黄、桂枝、桑枝各12克。

【制法与用法】煎药取汁2000毫升，调节药液温度在40℃左右，每次足浴30分钟，每日1剂。

【功效与主治】清热解毒，解表退热。可用于小儿急性扁桃体发炎的辅助治疗。

复发性口疮

复发性口疮是口腔黏膜上反复出现的小溃疡，初起时口腔黏膜上有小米粒大小的水疱，迅速自行破溃，形成圆形或椭圆形边缘整齐的黄白色溃疡，周围有红晕。中老年人常在精神紧张、过度疲劳、全身抵抗力低下的情况下发生口疮。复发性口疮的发生部位不定，单发或多发，多发于唇、舌、颊和口腔底，有轻度灼痛。有自限性，一般7～10天愈合，不会留下瘢痕。溃疡愈合后间歇期长短不一，可一年发1～2次，也可每月1次或数次，严重者甚至无间歇期，溃疡连续不断。任何年龄均可发病，有些患者具有数年至数十年的复发史。

药物足敷外用方

- 细辛蛋清糊

【药物组成】细辛15克，蛋清适量。

【制法与用法】将细辛研为细末，用适量蛋清调匀成糊状，外敷双足心涌泉穴，每日 1 换，连续 2～3 天，对顽固性口腔溃疡，可连续应用 3～5 天。

【功效与主治】温肾降逆，引热下行。适用于复发性口疮。

- 黄连肉桂糊

【药物组成】黄连 3 份，肉桂 1 份，米醋适量。

【制法与用法】上方共研细末，每取适量，用米醋调为糊状，外敷双足心涌泉穴，包扎固定，每晚一次，连续 3～5 天。

【功效与主治】引热下行。适用于复发性口疮。

- 吴茱萸炮甲糊

【药物组成】吴茱萸 6 克，炮穿山甲 3 克，蛋清适量。

【制法与用法】将上药研为细末，用蛋清调为糊状，外敷双足心涌泉穴，每日 1 换。

【功效与主治】引热下行。适用于口腔炎、口腔溃疡。

- 柏萸南星糊

【药物组成】黄柏、吴茱萸各 15 克，天南星 30 克，米醋适量。

【制法与用法】将上药研为细末，用米醋调为糊状，外敷双足心涌泉穴，每日 1 换。

【功效与主治】清热泻火。适用于复发性口疮。

- 硫黄硝石糊

【药物组成】硫黄、硝石各等份，面粉适量。

【制法与用法】上药共研细末，加面粉适量混匀，水调为糊状，外敷双足心涌泉穴，每日 1 换。

【功效与主治】引热下行。适用于复发性口疮。

- 白及糊

【药物组成】白及、乳汁或牛乳各适量。

【制法与用法】将白及研末，过滤，每取适量，用乳汁或牛乳调为糊状，外敷双足心涌泉穴，每日 1 换。

【功效与主治】引热下行。适用于复发性口疮。

- 三黄酒糊

【药物组成】黄柏、生大黄、鲜生地黄各 6 克，白酒适量。

【制法与用法】将前两味烘干研末,同鲜生地黄捣糊,加白酒适量调匀,外敷于双足心涌泉穴,包扎固定,每日1换。

【功效与主治】清热解毒。适用于复发性口疮。

- 附子米醋糊

【药物组成】生附子,或加大黄、吴茱萸各等份,米醋适量。

【制法与用法】将上药研为细末,加米醋适量调为糊状外敷双足心涌泉穴,包扎固定,每日1换。

【功效与主治】引火归原。适用于虚证口疮。

- 栀连半夏糊

【药物组成】栀子、黄连各3克,生半夏6克,米醋适量。

【制法与用法】将上药研为细末,米醋调糊,外敷于双足心涌泉穴,每晚一次。

【功效与主治】清热解毒。适用于复发性口疮。

- 三黄散

【药物组成】黄芩、黄柏、黄连各等份。

【制法与用法】将上药烘干研末,清水调为稀糊状,每次取20克,外敷双足心涌泉穴,每日1换。

【功效与主治】清热解毒。适用于复发性口疮。

- 百草霜糊

【药物组成】百草霜、栀子、吴茱萸各6克,荞麦面9克,米醋适量。

【制法与用法】将上药共研细末,与荞麦面9克混匀用米醋调为糊状,外敷足心涌泉穴,男左女右,每日1换。

【功效与主治】清热泻火。适用于复发性口疮。

- 吴茱萸米醋糊

【药物组成】吴茱萸10克,米醋适量。

【制法与用法】将吴茱萸研为细末,用适量米醋调为稀糊状,外敷于双足心涌泉穴,伤湿止痛膏固定,1日1次,连续5~7天。

【功效与主治】引热下行。适用于复发性口疮。

- 吴地五倍子糊

【药物组成】吴茱萸、干地龙、五倍子各等份,米醋适量。

【制法与用法】上药共研为末,米醋适量调为糊状,每次取20克,外敷双足心涌泉穴,胶布固定,每日1换,连续3~7天。

【功效与主治】引热下行,清热养阴。适用于复发性口疮。

- 吴茱萸椒星散

    【药物组成】吴茱萸、花椒、天南星各等量,米醋适量。

    【制法与用法】上药共研细末,每次取20克,用米醋调和成糊状,外敷脐及双足心涌泉穴,外用敷料,胶布固定,1日1次,5次为1个疗程。

    【功效与主治】引热下行。适用于复发性口疮。

- 硫黄醋糊

    【药物组成】硫黄15克,米醋适量。

    【制法与用法】将硫黄研为细末后,用米醋适量调和,敷于脐部及双足心涌泉穴,外用胶布固定,每日1换,以愈为度。

    【功效与主治】温阳益肾,引火归原。适用于复发性口疮。

- 川军散

    【药物组成】生大黄、生天南星各10克,陈醋适量。

    【制法与用法】将上药共研细末,陈醋调和,外敷于脐部及双足心涌泉穴,隔日一次,以愈为度。

    【功效与主治】清热解毒。适用于复发性口疮。

- 山萸陈醋糊

    【药物组成】干山茱萸400克,陈醋200毫升。

    【制法与用法】将上药研为细末。用陈醋200毫升调成稀糊状,每次用10克,分涂于两块纱布中央,晚上临睡前贴敷双足心涌泉穴,次晨取下,10天为1个疗程。

    【功效与主治】养阴益肾。适用于复发性口疮。

慢性咽炎

慢性咽炎多发于成年人,常为上呼吸道感染的结果,或长期理化刺激所造成。患者咽部异物感、咽痒、发胀或干燥感,堵塞感较显著并随吞咽动作而上下。身体稍有受凉,患者即自诉咽部如贴树叶样感觉。有时有晨间症候群,会引起剧烈咳嗽、反射性恶心、伴有失眠、焦虑不安、虚热无力等。

药物足敷外用方

● 吴茱萸糊

【药物组成】吴茱萸60克。

【制法与用法】将上药研为细末，分作4份，盐水适量调为稀糊状，外敷双足心涌泉穴，1日1次，多数4次而愈。

【功效与主治】引热下行。适用于慢性咽炎。

● 吴茱萸附子饼

【药物组成】吴茱萸30克，生附子6克，麝香少许，面粉、米醋各适量。

【制法与用法】将上药前2味研为细末，用面粉混匀，米醋适量调糊做成两个饼，或加麝香少许，微蒸热，贴敷双足心涌泉穴，包扎固定，安睡3小时。

【功效与主治】引热下行。适用于一切虚火喉症。

● 附子故纸糊

【药物组成】生附子1个，木蝴蝶（故纸）15克。

【制法与用法】将上药研为细末，水调敷双足心，微火烘之。

【功效与主治】引热下行。适用于喉痹。

● 辛萸附子糊

【药物组成】细辛、生附子、生吴茱萸各15克，大黄6克。

【制法与用法】将上药共研细末，用米醋适量调为糊状，外敷双足心涌泉穴，纱布包扎，每日1换。

【功效与主治】引热下行。适用于喉痹。

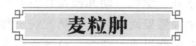

麦粒肿

因眼睑红肿似麦粒，故名麦粒肿。本病是眼睑腺体的一种急性化脓性炎症。眼睑腺位于眼睑组织深部，开口于睑缘处，细菌可以由开口处进入腺体而引起炎症，根据受损腺体组织的不同而分内外。中医认为，本病多因风热外袭，热毒上熏，结聚胞睑，致使局部红肿热痛，眼睑部有圆形隆起，压痛明显，有时有波动感，常见睑缘处或睑结膜内有黄白色脓点。治当疏风泄热、解毒散结。辅助治疗时，可选用以下足疗处方。

药物足敷外用方

● 黄连清水糊

【药物组成】黄连粉适量。

【制法与用法】将上药研末，用清水调成糊状，外敷双足心涌泉穴，每日1换，连续3～5天。

【功效与主治】清热解毒，上病下取。适用于麦粒肿。

● 干姜清水糊

【药物组成】干姜粉适量。

【制法与用法】将上药用清水调成糊状，外敷双足心涌泉穴，每日1换，连续3～5天。

【功效与主治】引热下行。适用于麦粒肿。

● 吴茱萸黄连糊

【药物组成】吴茱萸20克，黄连5克，米醋适量。

【制法与用法】上药共研细末，用米醋适量调为糊状，外敷双足心涌泉穴，夜敷晨取，一般4天后红肿消失，一周后痊愈。

【功效与主治】上病下取，引热下行。适用于麦粒肿。

暴发火眼

暴发火眼俗称"红眼病"，即急性结膜炎，是一种常见的急性传染性炎症，多见于春秋两季。常在家庭、学校、幼儿园及其他单位中流行，多因结膜炎杆菌、肺炎球菌、葡萄球菌等感染而引起。本病发病急骤，多为双侧性，眼部有异物感或烧灼感、或伴有轻度畏光、流泪、分泌物增多，晨起时，上下睑缘有分泌物黏着。本病黏膜充血明显，可伴有球结膜下出血，严重时，可发生角膜浸润或溃疡。中医认为本病多为时热邪毒侵袭，肝火上炎所致。治当清热解毒，泻肝凉血。辅助治疗时，可选用以下足疗处方。

一、药物足浴外用方

● 明目除湿浴方

【药物组成】桑叶、菊花、黄柏、苍术、牛膝各适量。

【制法与用法】上药水煎取汁，浸泡双足，1日2次，每次10～30分钟。

【功效与主治】疏风清热，明目除湿。适用于急性结膜炎。

二、药物足敷外用方

● 胡黄连茶叶方

【药物组成】胡黄连20克，茶叶适量。

【制法与用法】将胡黄连研为细末，加茶叶（开水冲泡过）调成糊状，分别涂敷于双足心，可涂满，敷料包扎，胶布固定，每日1换。

【功效与主治】疏肝清热。适用于急性结膜炎。

● 大黄南星糊

【药物组成】大黄、天南星各等份，米醋适量。

【制法与用法】将上药共研细末，每次取10～30克，米醋适量调为稀糊状，外敷双足心涌泉穴，每日1换。

【功效与主治】清热泻火。适用于急性结膜炎。

● 山栀黄连牛膝糊

【药物组成】生栀子5克，黄连4克，牛膝3克。

【制法与用法】上药共研细末，温水调为糊状外敷右足心，每日1换，连续3天。

【功效与主治】清热解毒，引热下行。适用于急性结膜炎。

● 黄连蓖麻仁糊

【药物组成】黄连5克，蓖麻子3克，蛋清适量。

【制法与用法】将上药研为细末，蛋清适量调为稀糊状，外敷于双足心涌泉穴，包扎固定，每日1换，连续2～3天。

【功效与主治】上病下取，引热下行。适用于急性结膜炎。

● 黄连糊

【药物组成】黄连适量。

【制法与用法】将黄连研末，加清水适量调成糊状，外敷双足心涌泉穴，每日1换。

【功效与主治】清热解毒。适用于小儿赤眼。

● 二地糊

【药物组成】生地黄或熟地黄适量。

【制法与用法】将生地黄或熟地黄捣烂,外敷双足心涌泉穴,每日1换。
【功效与主治】引热下行。适用于小儿赤眼。

- 南星半夏糊

【药物组成】生天南星、生半夏各等份,米醋适量。
【制法与用法】将上药捣烂,加米醋适量调为稀糊状,外敷于双足心即愈。
【功效与主治】引热下行。适用于急性结膜炎。

- 栀子米醋糊

【药物组成】栀子、米醋各适量。
【制法与用法】将栀子研为细末,加米醋适量调为稀糊状外敷双足心涌泉穴,每日1换,连续3~5天。
【功效与主治】清热解毒,引热下行。适用于急性结膜炎。

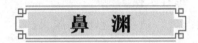

鼻　渊

鼻渊又名"脑漏""脑渗",指鼻窍时流浊涕,经年累月不愈,如滴泉水,甚则涕出腥臭的一种疾病。该病类似于现代医学的鼻窦炎。中医认为,本病多为六淫外袭,胆热上犯,脾经湿热所致,治当清肺泄热、通行鼻窍。辅助治疗时,可选用以下足疗处方。

药物足敷外用方

- 附子葱汁糊

【药物组成】附子、葱汁各适量。
【制法与用法】将附子研为细末,葱汁调为糊状,外敷双足心涌泉穴,包扎固定,每日1换,连续5~7天。
【功效与主治】引热下行。适用于鼻渊。

第六章 皮肤科

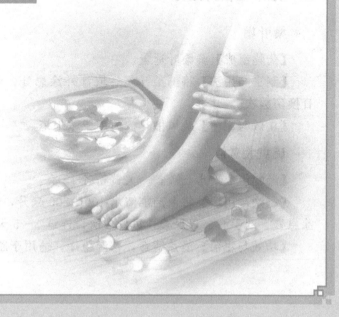

脓疱疮

脓疱疮是常见的化脓性传染性皮肤病,好发于夏秋季,尤以儿童多见。由于其传染性强,故易在幼儿园、学校及家庭中传播流行。其致病菌绝大多数为金黄色葡萄球菌,极少数由链球菌引起,亦可由两种细菌混合感染而成。中医本病属于"黄水疮""脓窝疮"范畴。多为夏秋季节暑湿邪毒侵袭,气机不畅,疏泄障碍,熏蒸皮肤所致。治当以清热解毒,祛暑利湿。本病无全身症状者,单纯外治即可;伴有全身症状及并发症者,需要全身治疗。辅助治疗时,可选用以下足疗处方。

一、药物足敷外用方

● 吴萸地龙散

【药物组成】吴茱萸、干地龙各等份,鸡蛋清适量。

【制法与用法】将上药共研细末,每次取药粉20~30克,加鸡蛋清适量于睡前调敷于双足心涌泉穴,次晨取下,每日1换,连续3~7次。

【功效与主治】清热解毒。适用于脓疱疮。

二、足疗综合外用方

● 桑叶糊

【药物组成】鲜桑叶适量。

【制法与用法】将鲜桑叶捣烂取汁外涂患处,药渣敷于双足心涌泉穴,每日换药数次。

【功效与主治】疏风散热。适用于脓疱疮。

● 硫黄大黄液

【药物组成】水飞硫黄、大黄粉各15克。

【制法与用法】将上药加清水100~200毫升,密封浸泡一天后,取上清液涂患处、双手心、双足心,每日数次,连续3~5天。

【功效与主治】清热解毒,祛湿止痒。适用于脓疱疮。

肛门瘙痒症

肛门瘙痒是仅次于痔、肛裂、肛瘘和肛旁脓肿的常见肛门疾病。该病的特征是肛门及其周围皮肤、肛管部位反复瘙痒，夜间加剧，时轻时重，迁延难愈。轻者肛周皮肤湿疹，色素减退，呈多样性皲裂，重者则可出现树皮样苔藓样变。这些可能与变态反应、内分泌紊乱以及局部刺激如阴道分泌物、直肠内排出的渗液有关，喜食辛辣刺激食物者更易患病。中医认为，本病多因胃肠湿热、下注肛肠所致。治当清热利湿，祛风止痒。辅助治疗时，可选用以下足疗处方。

足疗综合外用方

● 三草汤

【药物组成】鱼腥草、龙胆、豨莶草、地肤子、枯矾、马齿苋、苦楝皮各12克，蛇床子15克，白蔹9克，芒硝6克。

【制法与用法】将上药放入药锅中，加适量水煎煮至200毫升，每次用40毫升加沸水适量浴足，余药加温水适量坐浴，清洗肛周，1日2次，每次15～20分钟，每日1剂。

【功效与主治】清热利湿止痒。适用于湿热下注型肛门瘙痒症。

● 车前地肤汤

【药物组成】车前草15克，地肤子12克，龙胆、羊蹄、野菊花各9克，乌蔹莓、白矾各6克。

【制法与用法】上药水煎取汁，分作两份，一份浴足，另一份加温水适量坐浴，清洗肛周及皮肤，1日2次，每次15～20分钟，每日1剂。

【功效与主治】清热燥湿，杀虫止痒。适用于急性肛门湿疹，瘙痒。

● 三子液

【药物组成】地肤子、蛇床子、五倍子各20克。

【制法与用法】将三子水煎取汁，分作两份，一份浴足，另一份加温水适量坐浴，清洗肛周及皮肤，每日2次，每次15～20分钟，每日1剂。

【功效与主治】清热除湿止痒。适用于肛门瘙痒。

冻 疮

冻疮是指机体局部因低温引起的组织损伤，多发生于身体的末梢部位和暴露部位，如手、足、鼻尖、耳廓和面颊等。每到冬令时节，老疮处易于复发，根据冻疮的不同程度，临床上将其分为轻、重症。中医认为，本病多为寒冷侵袭、气滞血瘀导致局部血液循环障碍、气血运行不畅、组织缺氧等所引起。治当活血化瘀，温经散寒，消肿止痛。辅助治疗时，可选用以下足疗处方。

一、药物足浴外用方

- **当归活血液**

【药物组成】当归、红花、花椒各15克。

【制法与用法】将上药水煎取汁，温浸双足，1日2次，每次15～20分钟，连续5～7天。

【功效与主治】活血通络。适用于冻疮。

- **二矾儿茶液**

【药物组成】皂矾、白矾各120克，儿茶15克，侧柏240克。

【制法与用法】将上药加水10碗煎沸，温浸双足，1日2次，每次15～20分钟，连续5～7天。

【功效与主治】收湿敛疮，消肿散结。适用于冻疮已溃者。

- **胡椒足浴方**

【药物组成】胡椒30克。

【制法与用法】将上药水煎取汁，温浸双足，每日两次，每次15～20分钟，连续5～7天。

【功效与主治】温通血脉。适用于冻疮。

- **茄楝汤**

【药物组成】茄子根100克，苦楝皮20克。

【制法与用法】将上药水煎取汁，温浸双足，1日2次，每次15～20分钟，连续5～7天。

【功效与主治】温经通络。适用于冻疮。

- 桂姜附子汤

【药物组成】桂枝、干姜各15克,附子10克。
【制法与用法】上药水煎取汁浴足,1日3次,每次8~10分钟,连续一周。
【功效与主治】温阳散寒。适用于冻疮。

- 葱须茄根汤

【药物组成】葱须、茄根各120克。
【制法与用法】上药水煎取汁浴足,1日3次,每次8~10分钟,连续一周。
【功效与主治】温辛解表散寒。适用于冻疮。

二、药物足敷外用方

- 仙人掌糊

【药物组成】仙人掌适量。
【制法与用法】仙人掌去皮刺,捣烂,搅拌成糊状,外敷患处,其厚度能以盖住皮肤为宜,然后用纱布绷带包扎,5天后去掉敷料,连续5~10天。
【功效与主治】活血消肿,散寒止痛。适用于冻疮。

三、足疗综合外用方

- 冻疮验方

【药物组成】当归35克,红花25克,大黄、乳香、细辛、花椒、樟脑各15克,肉桂30克,赤芍20克,50%酒精700毫升。
【制法与用法】将上药放50%酒精700毫升中密封浸泡7天即可,每天取少许涂患处,并揉至局部发热,1天3次,连续一周;或将本品少许倒入浴水中浴足,1日1次。
【功效与主治】活血消肿,温经通络,散寒止痛。适用于冻疮初起,红肿硬痛者。
【临床应用】立冬后每日取少许外擦患处,尚可预防冻疮。

足部多汗症

足部多汗症又名"汗脚",本病较多见,轻者仅见足底微潮,重则浸湿鞋袜，往往伴有足臭。由于长期浸渍，足底趾缝皮肤发白，周围可有发红及角化过度，易并发足癣而见有趾间糜烂、裂纹、疼痛。中医认为，本病多为脾胃湿困、湿热下注所致，治当清热利湿。辅助治疗时，可选用以下足疗处方。

药物足浴外用方

● 黄柏龙骨汤

【药物组成】黄柏、煅龙骨各30克，白矾10克，槐花、五倍子、郁金各15克。

【制法与用法】将上药煎沸25分钟后，先熏洗双足至水温时，再浴足15分钟，每日早晚各一次，每日1剂。

【功效与主治】清热解毒，收敛除湿。适用于足癣多汗。

● 莱菔白矾汤

【药物组成】鲜莱菔（白萝卜）60克，白矾15克。

【制法与用法】将鲜莱菔切片，与白矾同加水2500毫升，煎煮30~40分钟，去渣取汁，浴足20分钟，每日2次，每日1剂，连续3~5天。

【功效与主治】收敛除湿。适用于足部多汗症。

● 矾杏萝卜汤

【药物组成】枯矾10克，苦杏仁30克，鲜莱菔（白萝卜）100克。

【制法与用法】上药水煎取汁，先熏双足，待温时浴足，每次15分钟，每日1次。

【功效与主治】燥湿敛汗，缓解脚臭。适用于足部多汗症。

● 白矾葛根汤

【药物组成】白矾、葛根各25克。

【制法与用法】上药研碎，水煎，煎两次取汁约1500毫升，置盆中浴足，每日3次，每次30分钟（洗浴之前先将药液加温效果更佳），2日1剂，6天为1个疗程，连续2个疗程。

【功效与主治】收敛止汗。适用于足部多汗症。

【注意事项】用药时禁食生葱、蒜、姜等辛辣之品。

● 二子草矾汤

【药物组成】苍耳子、蛇床子、甘草、枯草各15克。

【制法与用法】上药水煎取汁温浸双足，每日2~3次，每次10~30分钟。连续5~7天。

【功效与主治】清热除湿。适用于足部多汗症。

- 萝卜汤

【药物组成】萝卜500克。

【制法与用法】将萝卜洗净，切片，放入药锅中，加水适量煎煮去渣取汁，温浸双足，每日2～3次，每次10～30分钟。连续5～7日。

【功效与主治】清热除湿。适用于汗脚。

- 葛矾千里光散

【药物组成】葛根、白矾、千里光各等量。

【制法与用法】将上药共研细末备用，每取40克，加沸水3000毫升浴足，每次20分钟，1日2次，7天为1个疗程。

【功效与主治】生津敛汗。适用于足部多汗症。

- 苍术黄矾液

【药物组成】苍术、黄柏各15克，白矾40克，龙胆30克，川牛膝10克。

【制法与用法】将上药放入药锅中，加水适量煎煮至1000毫升温浸双足，每日1～2次，每次30分钟，3日为1个疗程。

【功效与主治】清热燥湿。适用于汗脚。

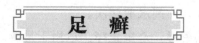

足　癣

足癣是侵犯表皮、毛发和指甲的浅部真菌病，是一种传染性皮肤病。本病在南方较多见，它比手癣的发病率高。根据本病的临床表现，一般将本病分为水疱型、脱屑型、糜烂型三型。

① 水疱型：多发于足弓及足趾的两侧，为成群或分散的小水疱。破溃或吸收后有少量鳞屑，随着水疱的增多，可以相互融合成半环或不规则的脱屑性斑片，反复发作可致皮肤粗厚。

② 脱屑型：多发生于趾间、足跟两侧及足底，表现为角化过度、干燥、脱屑、皲裂等，常由水疱发展而来。

③ 糜烂型：发生于趾缝间，尤以第三、四趾间最为常见，表皮浸渍发白，有渗液，如将表皮除去后，露出红色创面，伴有剧烈疼痛，并有特殊臭味。

中医认为，本病多为湿热侵袭、湿热下注所致。治当清热利湿，解毒杀虫。足浴治疗本病，效果十分显著。可选用以下足疗处方。

一、药物足浴外用方

● 木瓜甘草液

【药物组成】木瓜30克,甘草30克。

【制法与用法】将上药水煎取汁,候温后浴足5~10分钟,每日两次,每日1剂,连续5~10天。

【功效与主治】祛湿通络,解毒杀虫。适用于足癣。

● 藿黄浸膏

【药物组成】藿香30克,黄精、大黄、绿矾各12克,米醋1000毫升。

【制法与用法】将上药切碎置米醋1000毫升中密封浸泡一周后,去渣备用(浸泡时每天摇动数次),使用时取药液每天浸足2~3次,每次20~30分钟,连续5~7天。

【功效与主治】杀虫止痒,清热利湿。适用于足癣。

● 丁香苦参汤

【药物组成】丁香15克,苦参、大黄、白矾、地肤子各30克,黄柏、地榆各20克。

【制法与用法】上药水煎取汁,而后将药液候温浴足,每次10~15分钟,每日5~6次,每日1剂,一剂水煎两次。

【功效与主治】清热解毒,杀虫止痒。适用于足癣。

● 葛根白矾千里光粉

【药物组成】葛根、白矾、千里光各等量。

【制法与用法】将上药烘干研末,密封包装,每袋约重40克,每次取粉剂一袋倒入盆中,加温水1000~2000毫升,混匀足浴,每次20分钟,7日为1个疗程,连续1~2个疗程。

【功效与主治】清热利湿,消炎生肌。适用于足癣。

● 萆薢百部汤

【药物组成】萆薢20克,枯矾12克,百部、黄芩、黄柏、白鲜皮、防风各15克,铅丹3克。

【制法与用法】上药加水1000毫升,煎至500毫升,早晚各浴足一次,每次20分钟,每日1剂,连续5~7天。

【功效与主治】清热解毒杀虫。适用于足癣。

- 足癣验方

【药物组成】白鲜皮40克，苦参、黄柏、苍术各30克，防风20克，荆芥穗、枯矾各10克，蛇床子、地肤皮、黄精、藿香各50克，葱白4根。

【制法与用法】上药加水约3000毫升煮沸，待温时将双脚浸泡在药液中10～15分钟，每日2次，一般用药4～5剂即可。

【功效与主治】清热利湿。适用于足癣。

- 三黄汤

【药物组成】黄芩、黄连、黄柏、蒲公英、枯矾各15克，土荆皮、蛇床子各30克，蛇蜕3克。

【制法与用法】上药除枯矾外加水3000毫升，煮沸15分钟，滤去药渣，加入枯矾溶化即可，待药温适宜可浸洗患处，每日早晚各一次，每次15分钟，1剂可用2天，连续5～7剂。

【功效与主治】清热利湿，杀虫止痒。适用于足癣。

- 地当汤

【药物组成】生地黄60克，当归15克。

【制法与用法】将上药水煎取汁，浸泡双足，每次一剂，1日2次，早晚各一次，连续10～15天。

【功效与主治】滋阴清热，活血利湿。适用于足癣。

- 祛癣液

【药物组成】土荆皮、乌梅、大风子肉各16克，苦楝根皮、蛇床子、威灵仙、百部、苦参、黄柏各9克，雄黄、羌活、枯矾各6克。

【制法与用法】初伏前5天用本方加米醋1000毫升浸泡于砂锅中，加盖密封，不必烧煮。5天后每晚临睡前将双足在砂锅内药液中浸泡30分钟，浸后稍用清水洗涤。如法用药直到初伏为止。用后将砂锅盖好，如米醋蒸发可适量再加，治疗期间尽可能用肥皂洗涤患处。

【功效与主治】清热利湿，杀虫止痒。适用于足癣。

- 丁香花椒液

【药物组成】丁香、花椒各12克，苦参、地肤子、黄柏、生大黄各30克，枯矾、五倍子、海螵蛸各20克，米醋100毫升。

【制法与用法】上药水煎取汁，加米醋100毫升混匀，每日1剂，每剂煎两次，洗4～5次，每次20分钟左右，连续4～5天。

【功效与主治】祛湿，止痒。适用于足癣。

【临床应用】湿热症状明显者，可内服龙胆泻肝丸。治疗32例，均见良效。

- 复方马齿苋液

【药物组成】鲜马齿苋30克，苦参、白鲜皮各20克，荆芥、防风、土荆皮、大风子、紫花地丁各15克，白矾20克。

【制法与用法】前8味药加水2500毫升，煮沸30分钟后，纳入白矾，候温足浴，每次30分钟，每日2次，连续10天为1个疗程，连续1~2个疗程。

【功效与主治】清热利湿，祛风止痒。适用于足癣。

- 苦参洗剂

【药物组成】苦参、白鲜皮、金银花各30克，蛇床子、土荆皮、黄柏各20克，黄连15克，食醋1000毫升。

【制法与用法】将上药浸入食醋1000毫升中24小时，煎时加入少量清水，文火烧开煮沸20分钟后，去渣取汁放入脸盆。待药温适可时，将患足浸入药液中浸泡1小时，早晚各1次，每日2剂，7天为1个疗程，连续1~3个疗程。

【功效与主治】清热燥湿，杀虫止痒。适用于足癣。

- 芒硝浴液

【药物组成】芒硝150克。

【制法与用法】将芒硝放入2000毫升开水中溶化，外洗患处，1日1次，连续两周。

【功效与主治】清热利湿。适用于湿疹、风疹。

- 丁精蛇刺液

【药物组成】丁香10克，黄精、蛇床子、蒺藜各20克。

【制法与用法】每剂加水2000毫升，煎取1500毫升，待药温适宜时浸足30分钟左右，每日1剂，每日两次。

【功效与主治】清热利湿，解毒止痒。适用于足癣。

【临床应用】水疱型加皂矾、大黄各10克；浸渍糜烂型加苍术、藿香、白鲜皮各20克，感染加黄柏20克。

- 黄精马齿苋液

【药物组成】黄精、马齿苋、石榴皮各30克，丁香15克。

【制法与用法】将上药放入药锅中，加适量水煎煮去渣取汁浴足，每日3~5次，每次10~15分钟，连续5~7日。

【功效与主治】清热解毒，收敛除湿。适用于足癣伴渗出、糜烂者。

- 二黄苍术液

【药物组成】大黄、黄柏、苍术各等份。

【制法与用法】将上药放入药锅中，加适量水煎煮去渣取汁浴足，每日3~5次，每次10~15分钟，连续5~7日。

【功效与主治】清热燥湿，解毒止痒。适用于足癣。

- 甘松荷本液

【药物组成】甘松、荷叶心、藁本各等量。

【制法与用法】上药水煎取汁浴足，每日3~5次，每次10~15分钟，连续5~7天。

【功效与主治】清热利湿。适用于足癣。

- 白仙桃液

【药物组成】白茅根120克，仙桃草180克。

【制法与用法】上药水煎取汁浴足，每日3~5次，每次10~15分钟，连续5~7天。

【功效与主治】清热利湿。适用于足癣。

- 二黄蛇参液

【药物组成】土大黄、黄精、蛇床子、苦参各500克，食醋3000毫升。

【制法与用法】将上药置食醋3000毫升中密封浸泡7日即可，使用时加热浴足，1日1次，每次30~60分钟，7日为1个疗程，连续1~3个疗程。

【功效与主治】清热利湿，解毒止痒。适用于足癣。

- 侧柏叶醋液

【药物组成】侧柏叶120克，米醋500毫升。

【制法与用法】将侧柏叶置米醋500毫升中浸泡30分钟后，煎沸温浸双足，每次10~15分钟，每日2次，连续5~7日。

【功效与主治】清热除湿，杀虫止痒。适用于足癣。

- 浮萍液

【药物组成】浮萍、白鲜皮、猪牙皂各12克，荆芥、防风、川乌、草乌、羌活、独活、僵蚕、威灵仙各10克，鲜凤仙花1株（去根，留叶茎），食醋1000毫升。

【制法与用法】上药加食醋1000毫升用火煎沸，温浸双足，每次10~15

分钟,每日两次,连续5~7天。

【功效与主治】清热止痒,解毒杀虫。适用于足癣。

- **二子二川液**

【药物组成】苦楝子、地肤子、海桐皮、苦参、苍术、金银花各30克,花椒20克,土荆皮、土茯苓、马齿苋、皂角刺各60克,食醋2500毫升。

【制法与用法】上药加食醋2500毫升密封浸泡7~10天后,加热温浸双足20~30分钟,每天2~3次,连续治疗15~30天即愈。

【功效与主治】清热祛风,燥湿止痒。适用于足癣。

- **二皮黄精液**

【药物组成】桂枝及皮、广陈皮、黄精各15克,金毛狗脊30克。

【制法与用法】将上药放入药锅中,加适量水煎煮去渣取汁浴足,每次10~15分钟,每日2次,连续7日。

【功效与主治】收敛除湿。适用于皮疹、脱屑为主的鳞屑型足癣。

- **二矾侧柏儿茶液**

【药物组成】白矾、绿矾各120克,侧柏叶200克,儿茶10克。

【制法与用法】将上药放入药锅中,加适量水煎煮去渣取汁浴足,每日1~2次,每次15~40分钟,2日1剂,连续7~15日。

【功效与主治】解毒除湿。适用于足癣。

- **大风鲜皮汤**

【药物组成】大风子、白鲜皮各30克,松香、鹤虱各12克,苍术、防风、苦参、黄柏各10克。

【制法与用法】上药水煎取汁浴足,每日1~2次,每次15~40分钟,2日1剂,连续7~15天。

【功效与主治】利湿清热。适用于足癣。

- **猪脬药浴方**

【药物组成】荆芥100克,五加皮、烟胶、地骨皮、白矾、花椒、枫子肉各10克,梧桐叶、芙蓉叶各3片,猪牙皂3个,白凤仙花叶汁30毫升。

【制法与用法】将上药前10味研粗末同白凤仙花叶汁齐纳入猪脬中,扎紧,加水煎汁浴足,每日1~2次,每次15~40分钟,2日1剂,连续7~15天。

【功效与主治】利湿清热。适用于足癣。

- 土荆皮醋液

【药物组成】土荆皮 30 克，米醋 500 毫升。

【制法与用法】将土荆皮置于米醋 500 毫升中浸泡半小时后浴足，每日 2 次，每次 15～30 分钟，2 日 1 剂，连续 7～10 日。

【功效与主治】祛风止痒。适用于足癣。

- 二蛇鲜皮液

【药物组成】白花蛇舌草、蛇床子、白鲜皮各 30 克，黄芩、泽泻各 15 克。

【制法与用法】将上药放入药锅中，加适量水煎煮去渣取汁浴足，每日 1 剂，连续 7～10 日。

【功效与主治】清热解毒止痒。适用于足癣。

- 苦菊银蛇液

【药物组成】苦参、菊花各 60 克，金银花、蛇床子各 30 克，白芷、黄柏、地肤子、石菖蒲各 20 克，射干、胡黄连、白鲜皮各 15 克。

【制法与用法】上药水煎取汁，先熏后洗，每次 30 分钟，1 日 2 次，每日 1 剂，15～20 天为 1 个疗程，一般 3～5 天后见效，1～2 周可治愈。

【功效与主治】清热利湿，杀虫止痒。适用于以皮损、瘙痒为主的足癣。

- 苍耳草液

【药物组成】苍耳全草 31 克，蛇床子、露蜂房、苦参、白矾、黄柏各 15 克。

【制法与用法】上药水煎取汁浴足，每晚 1 次，每次 15～20 分钟，连洗 3 天。

【功效与主治】收敛除湿，清热止痒。适用于水疱型、糜烂型足癣。

- 苦葛地肤子液

【药物组成】苦参 70 克，葛根 50 克，地肤子 30 克。

【制法与用法】将上药放入药锅中，加水 2000～3000 毫升，煎汁浴足，每日 2 次，每次 30 分钟，7 日为 1 个疗程。

【功效与主治】除湿止痒。适用于足癣。

- 松针叶液

【药物组成】鲜松针叶 500 克。

【制法与用法】将鲜松针放入药锅中，加水 1000 毫升，水煎取汁浴足，每日 2 次，每次 30 分钟，每日 1 剂。

【功效与主治】除湿止痒。适用于足癣。

● 韭菜足浴方

【药物组成】鲜韭菜300～500克。

【制法与用法】将鲜韭菜加水1000毫升,水煎取汁足浴,每日2次,每次30分钟,每日1剂。

【功效与主治】清热利湿。适用于足癣。

● 乌梅米醋液

【药物组成】乌梅30克,米醋500毫升。

【制法与用法】将乌梅置于米醋中浸泡30分钟,煎沸温浸双足,每日2次,每次10～30分钟,2日1剂,7～10日为1个疗程。

【功效与主治】收敛止痒。适用于足癣。

● 漏芦液

【药物组成】漏芦、甘草、槐白皮、五加皮、白蔹各50克,蒺藜200克。

【制法与用法】上药共研细末,加清水适量水煎取汁足浴,每日2次,每次10～30分钟,2日1剂。

【功效与主治】祛风止痒。适用于足癣。

● 洁尔阴洗液

【药物组成】蛇床子、艾叶、独活、石菖蒲、苍术等。

【制法与用法】取本品10～20毫升置温水中足浴,每日1～2次,连续1～2周。

【功效与主治】清热燥湿,杀虫止痒。适用于足癣。

● 一次净脚气香露(成药)

【制法与用法】将本品500毫升倒入盆内,浸泡双足,而后将患者所用鞋垫、袜子投入同浸30分钟,即可彻底杀灭癣菌。

【功效与主治】收敛止痒,杀虫去臭。适用于各型足癣。

● 足光粉(成药)

【制法与用法】取上药40克,加沸水1000～1500毫升,搅拌溶解,待放温后浸泡患处20～30分钟,1日1次,连续3日为1个疗程。

【功效与主治】杀虫止痒,收敛止汗。适用于足癣。

● 黄精煎液

【药物组成】黄精适量。

【制法与用法】上药水煎取汁足浴，每日 2 次，每次 10～30 分钟，每日 1 剂，连续 5～7 天。

【功效与主治】杀虫止痒。对水疱型及糜烂型足癣疗效最佳。

- 复方土荆皮醋液

【药物组成】土荆皮、硫黄各 100 克，蜈蚣、冰片、白矾、雄黄、乌梅各 50 克，大风子 30 克，米醋 1000 毫升。

【制法与用法】将上药共研细末，加米醋 1000 毫升浸泡一周后备用。使用时取本品适量倒入盆内浸泡患处 30 分钟，1 日 1 次，若为糜烂感染型可先用 3%冰硼酸溶液纱布湿敷，治愈后再用本品，连续 5～7 周。

【功效与主治】解毒杀虫，利湿止痒。适用于足癣。

- 杀虫消癣方

【药物组成】海桐皮 15 克，羌活 15 克，苦楝皮 15 克，青蒿 15 克，白鲜皮 15 克，皂角刺 10 克，白矾 15 克，大风子仁 15 克，荆芥 15 克，黄柏 10 克，白醋 1500 克。

【制法与用法】上药用剪刀剪碎后加入白醋 1500 克浸泡 2 天，用时加热到皮肤可耐受温度，将患足浸泡其中，每天 1～2 次，每次 1 小时。每剂浸泡 5 天。10 天为 1 个疗程。

【功效与主治】祛风除湿，杀虫止痒。适用于足癣。

二、药物足敷外用方

- 蓖麻合香糊

【药物组成】蓖麻仁 7 枚，苏合香丸 1 丸。

【制法与用法】将蓖麻仁研末同苏合香丸捣匀，贴于双足心涌泉穴，疼痛即止。

【功效与主治】祛湿止痛。适用于脚气作痛。

三、足疗综合外用方

- 复方黄精醋浸膏

【药物组成】黄精、苦参各 60 克，浮萍、白矾、金银花各 20 克，白鲜皮、贯众各 30 克，川楝子 40 克，食醋 2000 毫升。

【制法与用法】将上药置食醋 2000 毫升内煮沸，盛于瓶内浸泡一天备用，用棉球蘸药液涂擦局部，1 日 2 次，14 天为 1 个疗程。每晚临睡前，将患处浸泡于药液中约 1 小时，连续 7 天为 1 个疗程，一般 2～4 个疗程即可。适用于脚气肿痛。

【功效与主治】利湿清热。

- **青盐熨方**

【药物组成】青盐 1500 克。

【制法与用法】炒熨，装入布袋，敷裹痛处，再用一布袋装热盐，将盐包踏在足底，盐包冷即更换，每日 1 次，以足心微热透汗为度。

【功效与主治】散寒除湿。适用于脚气肿痛。

- **槐皮青盐熨方**

【药物组成】白槐树皮 500 克，青盐 1500 克。

【制法与用法】将白槐树皮切碎，同青盐混熨，炒至热甚，装入布袋，痛处熨一包，足底踏一包，药袋冷则更换，每日 1～3 次，每次以足底微热透汗为度。

【功效与主治】散寒除湿止痛。适用于脚气肿痛。

- **丁香酒精**

【药物组成】丁香 15 克，75％酒精 100 毫升。

【制法与用法】将丁香置于 75％酒精 100 毫升中密封浸泡 48 小时后，每次洗浴后外搽局部，1 日 3 次。

【功效与主治】杀虫止痒。适用于脚气肿痛。

【临床应用】观察 31 例病史在两年以上的足癣、股癣患者，一般在治疗一天后症状即见消退，两天后患处开始有皮屑脱落。

- **生麦芽浸膏**

【药物组成】生麦芽 40 克，75％酒精 100 毫升。

【制法与用法】将生麦芽加入 75％酒精 100 毫升中，在室温下浸泡一周，取上清液，过滤备用。患处清洗后，取本品外搽，1 日 2 次，早晚各一次，4 周为 1 个疗程。一般用药 3 天即效。

【功效与主治】杀虫止痒。适用于脚气肿痛。

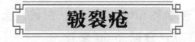

皲裂疮

本病主要症状为手掌、足底皮肤发生线状皲裂，多见于冬季。主要是由于骤受风燥寒冷、经常受压、摩擦、浸渍，以致血脉阻滞、肤失济养、皮肤干燥。本病好发于掌面、手指、足跟、足底等处，发病缓慢。初起时，皮肤干燥，微觉发紧、发硬，触之弹性减低。出现浅在裂纹，继之皮肤变得粗糙，颇似树皮，同时皲裂加深，甚则出血、疼痛。辅助治疗时，可选用以下足疗处方。

一、药物足浴外用方

- 乌柏子液

【药物组成】乌柏子适量。

【制法与用法】将上药放入药锅中，加水适量煎煮去渣取汁，待药温适度时浴双足，每晚一次。

【功效与主治】润肤生肌。适用于足皲裂。

- 花椒液

【药物组成】花椒适量。

【制法与用法】将上药放入药锅中，加水适量煎煮去渣取汁，待药温适度时浴双足，每晚一次。

【功效与主治】开腠理，散寒湿，通血脉，助新生肌。适用于足皲裂。

- 陈皮葱白液

【药物组成】陈皮30克，葱白15克。

【制法与用法】上药水煎取汁，温浸双足，每晚一次。

【功效与主治】理气散寒。适用于足皲裂。

- 二皮煎剂

【药物组成】地骨皮30克，白鲜皮20克，王不留行15克，白矾10克。

【制法与用法】上药水煎取汁，温浸双足，每日2次，每次10～30分钟，每日1剂。

【功效与主治】收敛生肌。适用于足皲裂。

- 归地首乌液

【药物组成】当归、生地黄、何首乌各50克。

【制法与用法】将上药放入药锅中，加水适量煎煮去渣取汁，待药温适度时浴双足，每日2次，每次10～30分钟，每日1剂。

【功效与主治】活血生肌。适用于足皲裂。

- 苦楝子液

【药物组成】苦楝子 50 枚。

【制法与用法】将苦楝子外壳击破后放入药锅中,加水适量煎煮去渣取汁,待药温适度时浴双足,每日 2 次,每次 10～30 分钟,每日 1 剂。

【功效与主治】收敛生肌。适用于足皲裂。

二、足疗综合外用方

- 地骨皮液

【药物组成】地骨皮 30 克,白矾 15 克。

【制法与用法】地骨皮水煎取汁,加入白矾溶化后浸泡双足,1 日 1 次,拭干后再涂以万花油等。

【功效与主治】滋阴润肤生肌。适用于足皲裂。

- 甘草酒精浸液

【药物组成】甘草 50 克,75％酒精 200 毫升,甘油 200 毫升。

【制法与用法】将甘草浸泡于酒精中 24 小时后去渣取汁,兑入甘油混匀即成。使用时,将患处洗净后用药液涂抹,一日数次。

【功效与主治】清热解毒,活血生肌。适用于足皲裂。

- 归草油

【药物组成】当归 60 克,紫草 60 克,忍冬藤 10 克,麻油 500 克。

【制法与用法】当归、紫草、忍冬藤浸于麻油 500 克中 24 小时后,文火煎熬至枯焦,滤出药渣,留油待凉,以棉签蘸药液涂患处,每日数次,至愈为度。

【功效与主治】活血通络,润肤生肌。适用于足皲裂。

- 白冰五味子膏

【药物组成】白及 80 克,冰片 12 克,五味子 12 克,凡士林 400 克。

【制法与用法】将白及、冰片、五味子共研细末,调入凡士林 400 克调匀成膏,涂敷于患处,外用纱布包扎,每 3 天换药一次,直至痊愈。

【功效与主治】活血通络,润肤生肌。适用于足皲裂。

- 二白大黄散

【药物组成】白蔹 30 克,白及 30 克,大黄 50 克,冰片 30 克,蜂蜜适量。

【制法与用法】将上药共研细末,过 120 目筛,加蜂蜜适量调成糊状装瓶备用,局部洗净拭干,取上药涂抹患处,每天 3～5 次,必要时包扎,直至痊愈。

【功效与主治】活血通络，润肤生肌。适用于足皲裂。

- 黄豆膏

【药物组成】黄豆、凡士林各适量。

【制法与用法】将黄豆研末过筛，与 2 倍的凡士林混合调膏，装瓶备用。治疗时先洗净患处，然后用本药外敷患处，以填平裂口为度，外用纱布包扎，每 3 日换药一次，直至痊愈。

【功效与主治】活血通络，润肤生肌。适用于足皲裂。

- 糯米膏

【药物组成】糯米 1500 克，白矾末 60 克，樟脑 15 克，青黛 30 克。

【制法与用法】先将糯米洗净，滤干，磨成细粉，筛去粗糙杂质，置盛 1000～1500 毫升沸水的锅中，文火熬成糊状，再加入白矾末、樟脑、青黛和匀而成，储于药罐备用。使用时将药膏涂抹于布条上，贴皲裂处，每日 1 换，以愈为度。

【功效与主治】养血利湿，润肤生肌。适用于足皲裂。

- 皲裂膏

【药物组成】猪油 70 克，蜂蜜 130 克，硫黄 20 克。

【制法与用法】将猪油放入锅内煮沸，待冷后下蜂蜜、硫黄（研细，过 120 目筛）拌匀备用。上药膏前，先用温水将患处浸泡 10～20 分钟，去掉污垢后每天 3 次涂搽此膏，一般 10 天左右可愈。

【功效与主治】润肤生肌，收敛止痛。适用于足皲裂。

【注意事项】治疗期间，勿使用肥皂、洗衣粉等碱性物质。

- 复方田七药物牙膏

【药物组成】田七药物牙膏 65 克，甘油 10 毫升。

【制法与用法】将两者混匀备用，每日洗净患处后即取混合物涂搽患处，每日 2～3 次，连续 1～2 周。

【功效与主治】活血化瘀，润肤生肌。适用于足皲裂。

- 香蕉白及液

【药物组成】香蕉 100 克，白及粉 50 克，酒精 100 毫升。

【制法与用法】将香蕉、白及粉加水 1000 毫升，煎二沸后，置容器中浸泡 72 小时，去渣取汁，兑入酒精 100 毫升混合备用。每次取少许外涂患处，每日 1～2 次，以愈为度。

【功效与主治】收敛生肌。适用于足皲裂。

- 白矾白及液

【药物组成】白矾10克,白及15克,马勃6克,凡士林适量。

【制法与用法】将上药水煎三次,每次600毫升煎取300毫升。三次药液混合于小盆内,将患处浸入温热药液中洗浴,每日2次,早晚各一次,每次20分钟,每剂浸洗3天,3剂为1个疗程,连续2个疗程。另按同样剂量取上药研细末,用凡士林调成20%软膏,于浸泡后涂抹患处。

【功效与主治】收敛生肌。适用于足皲裂。

- 外用应急软膏(成药)

【药物组成】人参、黄芩、白芍、丹参、樟脑、补骨脂等。

【制法与用法】将患处洗净后,将药膏均匀涂搽于患处及周围皮肤,并加揉搓,每日1次。

【功效与主治】消肿止痛,活血生肌。适用于足皲裂。

- 美宝净肤霜(成药)

【药物组成】仙人掌素等。

【制法与用法】使用前先将患处洗净,拭干,而后取本品适量外涂,充分涂展,每日2~3次。

【功效与主治】润肤,养肤。适用于足皲裂。

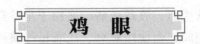

鸡 眼

本病多生于足部,因其深陷肉里,状如鸡眼,故名鸡眼。本病是由于足底部或趾间长期挤压或摩擦所致。其好发于足趾突出处、趾间或小趾外侧,如豌豆大小,呈浅黄色或灰黄色,质坚硬,其尖端向内,抵压真皮的乳头,压迫神经末梢,故当有外力作用时,疼痛剧烈,行走不便,受到损伤后,也可因感染而化脓。若使患部不受压迫和摩擦,本病亦可自愈。辅助治疗时,可选用以下足疗处方。

一、药物足敷外用方

- 鸦胆子贴敷法

【药物组成】鸦胆子仁。

【制法与用法】先将鸡眼上之硬皮剪去少许,在胶布中央剪一孔,贴在患处,露出鸡眼,将鸦胆子仁捣烂敷在鸡眼上,外用胶布固定,5～7日换药一次,一般2～3次后剥离。

【功效与主治】清热解毒,腐蚀赘疣。适用于鸡眼。

- **生姜贴敷法**

【药物组成】生姜适量,生石灰、碱卤各等份,2%碘酊和75%酒精各适量。

【制法与用法】生姜捣烂取汁,与其他二味药共捣如泥,收瓶备用。使用时,患处用2%碘酊和75%酒精消毒,然后取一块大小适当的胶布,中心剪一个与鸡眼大小相同的孔,将此胶布覆盖于患处,使鸡眼从孔洞处暴露于外,而后将生姜药膏涂在鸡眼上,最后用一块胶布将其覆盖,去其腐肉,经常规消毒,局部敷少许磺胺或红霉素软膏,以灭菌敷料包扎数日即可。

【功效与主治】温经通络,活血消肿。适用于鸡眼。

- **蜂胶贴敷法**

【药物组成】蜂胶。

【制法与用法】先将患处用热水浸泡,并以刀削去表层病变组织,然后将一块稍大于患处的小饼状蜂胶紧贴患处,用胶布固定,6～7天后鸡眼自行脱落,脱落后还需再贴药6～7天,待患处皮肤长好为止,贴药后要避水,蜂胶以新鲜者疗效为佳。

【功效与主治】活血通络,软坚散结。适用于鸡眼。

【临床应用】此法对胼胝及寻常疣亦效。

- **蓖麻仁贴敷法**

【药物组成】蓖麻籽1粒。

【制法与用法】先取热水浴足,泡软患处,将蓖麻籽烤至外壳出油,直接放在泡软的鸡眼上,外用胶布固定,一般5～6日后鸡眼软化、脱落而愈。

【功效与主治】软坚散结。适用于鸡眼。

- **紫皮大蒜贴敷法**

【药物组成】紫皮大蒜1个,葱头1个,食醋适量。

【制法与用法】将紫皮大蒜、葱头压成泥,再加入食醋适量调匀,用药前,先将患处常规消毒,用利刀割除鸡眼表面粗糙角质层,以不出血为度,用盐水浸泡20分钟,使真皮软化,以发挥药物的最大作用,而后拭干,取葱蒜泥填满切口,用消毒纱布、绷带和胶布包好即可,每天或隔天换药1次,一般5～7

天痊愈。

【功效与主治】温经通络，消肿散结。适用于鸡眼。

- 蜈蚣贴敷法

【药物组成】蜈蚣、菜油各适量。

【制法与用法】蜈蚣数条，放在清洁的瓦片上用文火焙枯，冷却后研成细末，加入少量菜油调匀，装瓶备用。用时将上药涂抹在鸡眼上，每日2～3次，一般2～3天痊愈。

【功效与主治】活血化瘀，解毒散结。适用于鸡眼。

- 升麻膏

【药物组成】升麻、地骨皮、红花、鸦胆子、花蕊石各等份，凡士林适量。

【制法与用法】将上药共研细末，用凡士林适量调成膏状备用。使用时先将茧子削掉呈网状点，而后将升麻膏敷于患处，包扎固定，每日两次，待茧子腐成白色，在水中浸泡后，拔出一豆大带有瘀血的硬心即可，不再敷药，患处自行愈合后鸡眼即除。

【功效与主治】活血解毒。适用于鸡眼。

- 葱白贴敷法

【药物组成】连须葱白1根，蜂蜜少许。

【制法与用法】将连须葱白洗净捣烂如泥，加蜂蜜调匀后备用。先将患处用温水洗净，消毒后，用手术刀刮去鸡眼老皮，将葱白蜂蜜泥敷贴患处，包扎，3日换药一次，一般1～3次痊愈。

【功效与主治】温经通络。适用于鸡眼。

- 鸡眼验方

【药物组成】干红尖辣椒、食醋各适量。

【制法与用法】将干红尖辣椒剪成与鸡眼大小相当的圆片，酒盅中放食醋15毫升，投入干辣椒5克，浸泡12小时后取出，立即将辣椒正对鸡眼贴好，外用胶布固定，3日一换，1～3次痊愈。

【功效与主治】活血通络，软坚散结。适用于鸡眼。

- 地骨皮红花散

【药物组成】地骨皮、红花各等份。

【制法与用法】将上药研末备用，将患处用温水洗净后，用消毒针把表面角质层挑除后，将本品用温开水调成糊状，敷在鸡眼上，用纱布或胶布固定。2日换药一次。

【功效与主治】温经通络，活血化瘀。适用于鸡眼。

- 金莲稳步膏

【药物组成】鲜地骨皮、鲜红花各等份。

【制法与用法】将上药杵成膏状，敷于患处，每日换药一次。

【功效与主治】活血通络，止痛。适用于鸡眼。

二、足疗综合外用方

- 手术切除术

【方法】用刀尖在鸡眼与健康组织交界处修割分离，然后用血管钳钳鸡眼中央，向外拉出。如在鸡眼底部有坚韧的膜也需一并剔除，否则易复发。

- 骨碎补酒精涂抹法

【药物组成】骨碎补9克，95%酒精100毫升。

【制法与用法】将上药研为粗末，置于95%酒精100毫升中浸泡3天即可，使用时先用温水将鸡眼泡软，用利刀削去外层厚皮，再涂以骨碎补酒精浸剂，每2小时擦1次，擦后略有痛感，几分钟后即可消失。每日涂擦6～10次。

【功效与主治】活血通络，消肿散瘀。适用于鸡眼。

第七章 男科

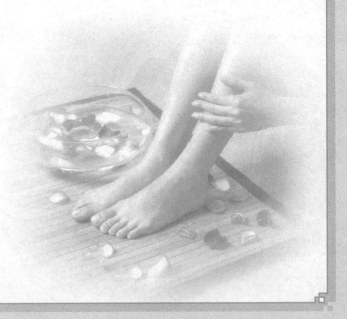

阳 痿

阳痿是勃起障碍的代名词，指男子有性的要求，但阴茎不能勃起或举而不坚，或一触即泄，不能进入阴道性交。其中从未有过成功性交的称之为原发性阳痿，曾有完好性功能但后来发生障碍的称为继发性阳痿。

一、药物足浴外用方

- 杜仲强阳液

【药物组成】杜仲50克，桑寄生、枸杞子、锁阳、桂枝各30克。
【制法与用法】上方水煎取汁浴足，每晚1次，2日1剂。
【功效与主治】温补肾阳，填充精血。适用于阳痿，伴腰膝酸软、下肢无力、神疲自汗等。

二、足疗综合外用方

- 狗肾内服按摩法

【药物组成】新鲜狗睾丸10克。
【制法与用法】将新鲜狗睾丸不去血，切为薄片，温开水送服，早晚各一次，并配合按摩足心及加强体育锻炼，按摩足心，于每日起床、临睡前各行一次，以左手按摩右脚心100次，再以右手按摩左脚心100次，动作要柔和、连贯。宜每日早晨先练太极拳或气功，然后慢跑15分钟，快走25分钟，晚饭后散步30～60分钟。
【功效与主治】温阳益肾。适用于阳痿。

- 吴茱萸熨方

【药物组成】吴茱萸200克，酒适量。
【制法与用法】将吴茱萸用酒拌匀，分为数份，布包，蒸热，趁热药袋热熨脐下、双足心涌泉穴，冷则更换，每次20～30分钟，每天2次。
【功效与主治】温肾助阳。适用于阳痿。

早 泄

早泄是指房事时过早射精,甚至在阴茎尚未进入阴道之前或一经接触立即射精的现象。是男科常见病之一。不仅影响夫妻性生活,还会影响夫妻感情。目前认为,早泄的发病原因与精神因素、情绪、心理等因素极为密切,如过分激动、紧张、兴奋、焦虑、忧郁、恐惧等,均可导致早泄。

一、药物足浴外用方

● 蛇床子液

【药物组成】蛇床子、细辛、石榴皮各10克,菊花5克。

【制法与用法】上药水煎取汁浴足,同时坐浴,每天1次,每次15～30分钟,10天为1个疗程。

【功效与主治】温阳止泄。适用于早泄。

二、足疗综合外用方

● 五倍子液

【药物组成】五倍子20克。

【制法与用法】将上药放入药锅中,加水煎煮后去渣取汁,把药汁分为2份,一份趁热足浴;另一份待温度降至40℃左右时,再将龟头浸泡到药液中5～10分钟,每晚1次,15～20日为1个疗程,连续1～2个疗程。

【功效与主治】收敛止泻。适用于早泄。

● 辛香酊

【药物组成】细辛、丁香各20克,75%酒精100毫升。

【制法与用法】将上药置75%酒精100毫升中浸泡一周备用,每次取10～20毫升置温水中浴足,每日1次。每次房事前,用棉签蘸取少许辛香酊涂于阴茎龟头部位,待2～3分钟后即可行房事(不行房事时,可不必涂擦)。

【功效与主治】温肾益气。适用于早泄。

遗 精

遗精是指不因性交而精液自行泄出的病症,有梦遗和滑精之分。夜晚有梦而遗者称为梦遗;无梦而遗,甚至清醒时精液自行滑出者称之为滑精。可见于包茎、包皮过长,尿道炎、前列腺疾病等,梦遗、滑精是遗精轻重程度不同的两种病症。遗精是青春期后男性常见的生理现象,成年未婚男子或婚后夫妻分居者,每月遗精两三次属于正常生理现象。若遗精次数较频,同时伴有遗精后精神萎靡、头晕昏蒙、失眠多梦、面色无华、腰膝酸软、四肢乏力等现象,则为病理性遗精。梦遗者多梦,阳事易举,遗精有一夜数次或数夜一次,兼见早泄、头晕、心烦、腰酸、耳鸣等症状。滑精者白天清醒时亦出现精液自出,甚至见色精流、滑泄频数、腰部酸冷、面色苍白、神疲乏力、自汗气短等。

药物足敷外用方

● 龙牡固精糊

【药物组成】龙骨、牡蛎、芡实、沙苑子各30克,补骨脂、五味子、龟甲各20克,菟丝子15克,米醋适量。

【制法与用法】将上药共研细末,加米醋适量调为稀糊状外敷双足心涌泉穴,每日1换,7天为1个疗程。

【功效与主治】补肾固精。适用于遗精、早泄、腰酸耳鸣、倦怠乏力等。

● 桑螵蛸远志糊

【药物组成】桑螵蛸、远志、龙骨、当归、茯苓、党参各30克,龟甲20克,米醋适量。

【制法与用法】将前7味药共研细末,装瓶备用,加米醋适量调为稀糊状外敷双足心涌泉穴,每日1次,7日为1个疗程。

【功效与主治】补调心肾,固精止遗。适用于遗精、滑精、遗尿、尿频、心神恍惚、健忘等。

● 二子膏

【药物组成】菟丝子、韭菜子、白茯苓、龙骨各等份,麻油、铅丹各适量。

【制法与用法】上药共研细末,先用麻油熬,再加铅丹收膏,每取适量,外敷双足心涌泉穴，每日1换，7天为1个疗程。

【功效与主治】收敛固涩。适用于肾虚遗精。

- 涌泉膏

【药物组成】大海龙1对，生附子75克，零陵香、穿山甲、锁阳、冬虫夏草、高丽参、花椒、母丁香各15克，麻油1000克，铅丹325克，阳起石25克，麝香25克。

【制法与用法】将上药按中医传统方法炼制成膏，每次取3克，摊如钱大，贴双足心，每日1换。

【功效与主治】温阳益气。适用于下元虚损，五劳七伤，咳嗽痰喘气急，手足麻木，筋骨疼痛，腰腿酸软，男子遗精白浊，女子赤白带下。

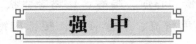

强 中

强中是指阴茎异常勃起，长时间坚挺不倒者，又称"阳强"。中医认为，本病的病因可分虚实两端。虚者多因房事过度、肾阴耗损、阳气亢盛或妄服壮阳之品，消灼肾阴所致；实者多因湿热下注，或跌仆损伤，致使瘀血停积阴部所致。治当养阴益肾、活血化瘀。辅助治疗时，可选用以下足疗处方。

一、药物足敷外用方

- 水蛭二香糊

【药物组成】水蛭9条，麝香0.3克，苏合香1克，蜂蜜适量。

【制法与用法】先将水蛭烘干，研为细末，再加入麝香、苏合香共研为末，调匀，加蜂蜜适量调为稀糊状，当阴茎勃起时，取药糊贴敷于双足心涌泉穴，阴茎即软缩。

【功效与主治】活血通络。适用于阳强。

- 水蛭合香糊

【药物组成】水蛭20克，苏合香3克，蜂蜜适量。

【制法与用法】将水蛭、苏合香研末，蜂蜜适量调匀，当阴茎勃起时，取药糊贴敷于双足心涌泉穴，阴茎即软缩。

【功效与主治】活血通络。适用于阳强。

- 肉桂艾叶糊

【药物组成】肉桂、艾叶各 20 克。

【制法与用法】将二者共研细末,用井水适量调为糊状,每次取适量分敷于双足心涌泉穴,外以纱布包扎,胶布固定,每日 1 换。

【功效与主治】引热下行。适用于阳强属虚火妄动者。

二、足疗综合外用方

- 故纸韭子汁

【药物组成】补骨脂、韭菜子各 20 克,白芷 10 克,大豆皮 40 克。

【制法与用法】上药水煎取汁,用洁净纱布蘸药汁擦洗双足心涌泉穴和下腹丹田穴,1 日 1 次。

【功效与主治】引热下行。适用于阳强属虚火妄动者。

阴囊湿疹

阴囊湿疹是会阴部阴囊炎性过敏性皮肤病,是男科常见皮肤病。其发于阴囊及会阴四周,患部皮肤潮红、增生肥厚、浸润及苔癣样变,间有糜烂、渗液与裂隙,瘙痒无度或发生皲裂而疼痛。本病属中医"肾囊风"范畴,多为脾胃积热,湿热下注所致。治当清热泻肝,燥湿祛风止痒。辅助治疗时,可选用以下足疗处方。

药物足浴外用方

- 苦参蛇床子汤

【药物组成】苦参、蛇床子、绿矾各 22 克。

【制法与用法】将苦参、蛇床子放入药锅内,加适量水煎煮去渣取汁,加绿矾溶化,分为 2 份,一份趁热足浴,另一份待药温适度时清洗阴部。每日 2 次,每次 30 分钟,每日 1 剂。

【功效与主治】清热止痒。适用于阴囊湿疹。

- 参蛇灵仙液

【药物组成】苦参、蛇床子、威灵仙各 30 克,花椒、白矾、香附、白芷、狗脊、细辛、桂枝各10克。

【制法与用法】将上药除白矾外放入药锅内，加适量水煎煮去渣取汁，加白矾溶化，分为2份，一份趁热足浴，另一份待药温适度时清洗阴部。每日2次，每次30分钟，每日1剂。

【功效与主治】清热利湿，祛风止痒。适用于阴囊湿疹。

- 当归大黄液

【药物组成】当归、大黄、苦参、蛇床子、威灵仙各15克，砂仁壳10克，葱头9根。

【制法与用法】上药水煎取汁，趁热足浴及坐浴清洗阴部，每日2次，每次30分钟，每日1剂。

【功效与主治】活血祛风止痒。适用于阴囊湿疹。

- 光石液

【药物组成】千里光、石菖蒲各30克。

【制法与用法】将上药放入药锅内，加水2～4千克，水煎煮去渣取汁，分为2份，一份趁热足浴，另一份待药温适度时清洗阴部。每日2次，每次30分钟，每日1剂。

【功效与主治】清热解毒。适用于阴囊湿疹。

第八章 传染病

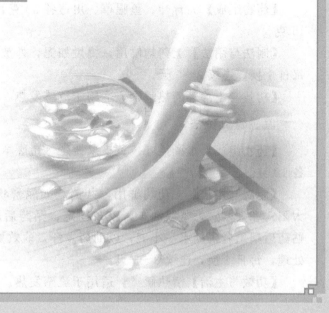

流行性感冒

流行性感冒又称流感,是病毒所致的一种急性呼吸道传染病。该病主要通过空气飞沫与直接接触传播,具有高度的传染性,男女老少均易感染,所以,常常造成大范围流行,常见于冬春季节。在临床上该病的主要表现有突然寒战、发热,体温可达39℃以上,头痛剧烈、两眼胀痛、鼻塞流涕、咽痛、声音嘶哑、眼球结膜炎、流泪、羞光、关节酸痛、肢体无力、腰腿肌肉痛、周身不适,食欲缺乏、腹胀甚或呕吐腹泻等。

药物足敷外用方

- **栀子粉敷方**

【药物组成】栀子10克,蛋清适量。

【制法与用法】将栀子研末,与蛋清适量调匀,做成药饼,厚如3个5分硬币,摊于布上,按男左女右贴敷涌泉穴,包扎,8小时1换,连续3天。发热加抽搐者,加敷内关穴。

【功效与主治】清热平肝。适用于流感发热。

- **青鱼川芎糊**

【药物组成】大青叶、鱼腥草、川芎各30克,水泽兰叶、鲜黄皮果树叶各15克。

【制法与用法】上药均鲜用,捣烂如泥,外敷双足心涌泉穴及双侧太阳穴,每日1换,连续3~5天。

【功效与主治】清热解毒。适用于流感发热。

- **流感膏天灸法**

【药物组成】水泽兰叶、黄皮果树叶、鱼腥草各15克,生姜、大蒜、葱白各10克。

【制法与用法】上药均鲜用,共捣烂如膏状,外敷双足心涌泉穴、双侧太阳穴和大椎穴,盖以纱布,胶布固定,贴药后局部灼辣、发赤,随之出汗。贴药后嘱患者喝糖水一小碗,以助药发汗,取效更捷。若皮肤起疱,可按常规处理,每日1换,连续3~5天。

【功效与主治】清热解毒。适用于流感发热。

病毒性肝炎

急、慢性肝炎是由甲、乙、丙、丁、戊五型肝炎病毒感染所致的传染病。急性肝炎临床上分为黄疸型和无黄疸型两种。黄疸型肝炎起病较急,有畏寒、发热、纳差、乏力、恶心呕吐、上腹部不适等,患者尿色加深、谷丙转氨酶明显升高,经数日至1~2周,可出现巩膜、皮肤黄染,于数日至2~3周达到高峰,以后疾病逐渐痊愈。无黄疸型肝炎一般易误诊,发现时已经是慢性肝炎了。

人体感染肝炎病毒后,如果免疫功能低下或治疗不及时,机体仅能消除一部分病毒,肝细胞会不断受到损伤,而发展为慢性肝炎。病毒性肝炎主要经口、血浆、血液、注射器等传染。一般来说,病程超过一年的病毒性肝炎称之为慢性肝炎。在临床上又分为慢性迁延性肝炎和慢性活动性肝炎。在慢性肝炎中以乙型肝炎最为常见。慢性迁延性肝炎患者经多年后病情好转,肝功能恢复正常。慢性活动性肝炎病情较为复杂,往往伴有肝硬化的发生,预后不如慢性迁延性肝炎好。

足疗综合外用方

- **茵陈丁香液**

【药物组成】茵陈50克,丁香12克。

【制法与用法】将上药水煎取汁,擦前胸、周身、四肢及双足心,以汗出为佳,每日1~2次,每剂用2~4次,10日为一疗程,病愈停用。

【功效与主治】清热利湿。适用于阳黄。

- **松蒿液**

【药物组成】松蒿30克。

【制法与用法】将上药水煎取汁,擦前胸、周身、四肢及双足心,以汗出为佳,每日1~2次,每剂用2~4次,10日为一疗程,病愈停用。

【功效与主治】清热利湿。适用于阳黄。

细菌性痢疾

细菌性痢疾简称菌痢,是由痢疾杆菌引起的急性肠道传染病。其肠道病变以结肠化脓性炎症为主,伴有全身中毒症状,如发热、腹痛、腹泻、里急后重、排脓血便等。菌痢见于世界各地,农村高于城市。一年四季均可发病,以夏秋季多见。人类对痢疾杆菌普遍易感,人体感染后,潜伏期为数小时至7天,一般1~3天发病。在临床上将其分为急性菌痢和慢性菌痢。急性菌痢起病较急,可见畏寒、发热、腹痛、腹泻、里急后重及排黏液脓血样大便。典型的急性菌痢有全身中毒症状,体温可高达39℃,可有恶心、呕吐、食欲缺乏,继而出现阵发性腹痛及腹泻。每日排大便十多次至数十次,时时欲排便(里急后重),便后不轻松,左下腹有压痛感,病程一般7天左右。慢性细菌性痢疾由急性菌痢转化而来,腹泻时好时发,病程在两个月以上。主要表现为不同程度的腹痛、腹胀、长期腹泻或与便秘交替出现,大便间歇或经常带黏液及脓血。当身体劳累或/和受凉时,可出现急性菌痢的症状,这称为慢性菌痢的急性发作。

一、药物足浴外用方

- **葎草苦参液**

【药物组成】鲜葎草500克,苦参50克。

【制法与用法】上药加水2000毫升,煎至1500毫升,待温后浴足,每日早晚各1次,每日1剂,连用7~15天。

【功效与主治】清热利湿,解毒化滞。适用于急性细菌性痢疾。

- **治痢仙方**

【药物组成】茜草1握。

【制法与用法】上药水煎取汁浴足,每日2~3次,每次10~30分钟,连续2~3天。

【功效与主治】清热解毒。适用于急性细菌性痢疾。

- **梧桐叶液**

【药物组成】梧桐叶1500~2000克。

【制法与用法】上药水煎取汁浴足,每日2~3次,每次10~30分钟,连续 2～3 天。

【功效与主治】清热解毒。适用于急性细菌性痢疾。

二、药物足敷外用方

● **吴茱萸胡椒糊**

【药物组成】吴茱萸 6 克，或加胡椒 3 克，米醋适量。

【制法与用法】上药共研细末，加米醋适量调为糊状，外敷双足心涌泉穴及脐，每日 1 换。连续 3～5 天。

【功效与主治】温中散寒。适用于寒湿型菌痢。

● **大蒜泥**

【药物组成】大蒜适量。

【制法与用法】将大蒜捣泥，外敷足心涌泉穴及脐，待足心和脐有刺激感时去掉，双足交替使用。1 日 1 次，连续 3～5 天。

【功效与主治】温中散寒。适用于寒湿型菌痢。

● **噤痢膏天灸法**

【药物组成】吴茱萸 60 克，巴豆 30 克，黄蜡 10 克，丁香 3 克，米醋适量。

【制法与用法】上药共捣烂，加米醋适量调为糊状，外贴双足心涌泉穴及脐，胶布固定，每日 1 换，治愈为止。

【功效与主治】温中散寒。适用于噤口痢，症见口噤不能食，食则呕吐，下痢脓血，里急后重，脐腹疼痛，脉沉紧者。

【注意事项】贴药后局部有烧灼、刺痛感，甚至起疱，应极力忍耐，水疱可按常规处理。贴药期间忌食生冷、辛辣、肥腻之品。

小儿麻痹症

小儿麻痹症又称脊髓灰质炎，是由脊髓灰质炎病毒引起的急性传染病。它主要侵犯脊髓前角的运动神经元。临床以发热、肢痛并伴有胃肠道症状和呼吸道感染症状，继而发生中枢神经症状及分布有规律的迟缓性瘫痪为特征。本病多见于 1～5 岁幼儿，常流行于夏秋季节，在发生麻痹前本病有较强的传染性。本病前驱期有发热、多汗、头痛、全身不适、恶心、呕吐、腹痛、腹泻或便秘。经 1～4 天后，热退症状全消。当患者再次出现发热、头痛、恶心、呕吐等脑膜刺激症状，拒绝扶抱，前囟饱满，这个时期在临床上称作瘫痪前期。病程继续发展，就到了瘫痪期，这个时期常常出现在双峰热的第 2~5 天，瘫痪不对称，下肢多于上肢，不会出现感觉障碍。瘫痪出现后热退，热退 48 小时后，瘫痪不再发展。在瘫痪发生后的 7~14 天开始恢复，瘫痪比较轻的往往在 1~3 个月恢复，如果症状较重，有可能需要 6~18 个月才能恢复。如果病后 18 个月仍不能恢复的，称为后遗症期，常见小儿麻痹后遗症，如肌肉挛缩、肢体或躯干畸形。

一、药物足浴外用方

● 草乌干姜二藤液

【药物组成】生草乌、干姜各 20 克，络石藤、鸡血藤各 50 克，桂枝、伸筋草、川芎、丹参各 15 克，白酒 100~200 毫升。

【制法与用法】上药水煎取汁浴足，每日两次，每日 1 剂。也可同时熏蒸患处。可兑入白酒 100~200 毫升以助药力。

【功效与主治】活血祛风，温经散寒。适用于小儿麻痹后遗症。

二、药物足敷外用方

● 通经活血膏

【药物组成】五倍子、血竭、乳香、没药、赤芍、红花、土鳖虫、雄黄、马钱子各等份，蜂蜜适量。

【制法与用法】上药共研细末，加等量蜂蜜调为膏状，取适量外敷双足心涌泉穴及踝关节、膝关节，每天换药一次。

【功效与主治】通经活血。适用于小儿麻痹后遗症。

● 伸筋通络汤

【药物组成】伸筋草 30 克，葱白、木瓜、当归各 20 克，牛膝、红花、芥子、甘遂各 12 克，桂枝 8 克，麻黄、穿山甲各 6 克，细辛 3 克，麝香 0.3 克，麻油适量。

【制法与用法】上药共研细末，与葱白捣匀，加麝香及麻油调为糊状，外敷双足心涌泉穴及踝关节、膝关节，每日 1 剂。

【功效与主治】温阳通络。适用于小儿麻痹后遗症。

● 麝香活络散

【药物组成】麝香 0.1 克，舒经活络散 6 克，葱白 2 根，生姜 2 片，浮萍 1 撮。

【制法与用法】将葱、姜切末,将菜油适量入锅内烧开,下葱、姜、浮萍取出,掺入麝香及舒经活络散,做成药饼,敷患侧涌泉穴,外加热敷,每次30～60分钟,1日3次。

【功效与主治】活血通络。适用于小儿麻痹后遗症。

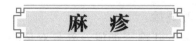

麻疹

麻疹是由麻疹病毒引起的一种呼吸道传染病,临床表现为发热、结膜炎、上呼吸道感染等,以颊黏膜出现麻疹黏膜斑,皮肤出现红色丘疹为特征。起病最初症状为发热,体温逐渐升高,同时出现全身症状:全身不适、精神不振、食欲缺乏,伴咳嗽、流泪、流涕、眼结膜充血、畏光、声音嘶哑等。起病第二天患者口腔黏膜充血粗糙,颊黏膜有白色小点,周围有红晕,初为针尖大小,逐渐增大或部分融合,临床上称之为麻疹黏膜斑(柯氏斑),有助于早期诊断。出疹后2～3天即消失。本病多见于婴幼儿及儿童,但成年人也有发病者,成年人患此病,症状较重。本病终身免疫。当麻疹并发肺炎或出疹不畅,辅助治疗时,可选用以下足疗处方。

一、药物足浴外用方

● **西河柳液**

【药物组成】西河柳100克,芫荽50克。

【制法与用法】上药水煎取汁浴足及洗浴全身,每日2～3次。

【功效与主治】解表透疹。适用于麻疹不透。

二、药物足敷外用方

● **大蒜泥**

【药物组成】生大蒜1个。

【制法与用法】将大蒜捣为泥状,外敷双足心涌泉穴,左鼻衄敷右,右鼻衄敷左,双衄俱敷,1～3岁敷2小时,4岁以上敷3小时。

【功效与主治】引热下行。适用于麻疹全身透现,而高热不退、鼻衄不止者。

- 朱砂火麻泥

【药物组成】朱砂 1 克，火麻仁 5 粒，轻粉 1 克。

【制法与用法】上药共捣烂如泥状，外敷双足心涌泉穴，纱布包扎 12 小时为度。

【功效与主治】清热明目。适用于麻疹后眼生翳膜。

- 萝卜叶糊

【药物组成】生萝卜叶适量。

【制法与用法】将生萝卜叶捣烂如泥，外敷双足心，每日 2～3 次。

【功效与主治】透疹退热。适用于麻疹发热不退。

- 胡椒葱头糊

【药物组成】胡椒 9 克，葱头 5 个，红糖适量。

【制法与用法】将胡椒研为细末，与葱头共捣烂，加红糖调为糊状，外敷患儿胸部及手足心几分钟，麻疹即出。

【功效与主治】透疹解表。适用于麻疹不透。

三、足疗综合外用方

- 葱泥方

【药物组成】大葱若干。

【制法与用法】将大葱捣烂成泥状，纱布包裹，外敷双足心涌泉穴。或敷于脐处，擦足心、手心、肘窝、腿弯、前心、后心，每 2 小时 1 次。

【功效与主治】解表透疹。适用于麻疹应出不出或出不齐。

- 水粉酒曲饼

【药物组成】水粉 30 克，酒曲 10 余枚，蛋清适量。

【制法与用法】将水粉用蛋清调匀略稀，涂于小儿剑突下及手心；复以酒曲研末，热酒和作两饼，贴双足心，用布包扎固定，少顷其热散于四肢，心内清凉，不复啼扰。

【功效与主治】清热解毒，引热下行。适用于麻疹应出不出或出不齐。

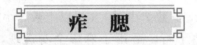

痄腮即指流行性腮腺炎。本病是由腮腺炎病毒引起的急性呼吸道传染病，

临床以发热、耳下腮肿、疼痛为主要特征。本病全年都可发病，但以冬春季多见。发病年龄为5～9岁小儿，6个月以下的婴儿很少发病。年长儿童可并发睾丸炎、脑膜炎等，这时要预防继发感染。一般预后良好，患病后可获得终身免疫。中医认为，本病多为风温邪毒侵袭，从口鼻而入，壅阻少阳经脉，郁而不散，结于腮部所致。治当以疏风散结，清热解毒，软坚消肿，活血止痛。辅助治疗时，可选用以下足疗处方。

药物足敷外用方

● 吴茱萸肉桂散

【药物组成】吴茱萸20克，肉桂2克，米醋适量。

【制法与用法】将上药研为细末，用米醋适量调匀，睡前敷双足心涌泉穴，外以青菜叶或树叶包裹，纱布固定，次晨取下，连续3～5次。

【功效与主治】引热下行。适用于痄腮肿痛。

● 萸杖散

【药物组成】吴茱萸9克，虎杖5克，紫花地丁6克，胆南星3克，米醋适量。

【制法与用法】将上药共研细末，装瓶备用，每次取6～15克，米醋适量调为糊状，敷双足心涌泉穴，外盖塑料薄膜，再覆以纱布，用胶布固定，经2～3次换药，患者肿胀可逐渐消退，体温恢复正常。

【功效与主治】清热解毒，软坚散结。适用于痄腮红肿热痛者。

● 痄腮外敷方

【药物组成】吴茱萸15克，白蔹、大黄各6克，胆南星3克，食醋适量。

【制法与用法】上药共研细末，食醋适量调为稀糊状，装瓶备用。1岁以下小儿每次用3克，1～5岁每次6克，6～10岁每次9克，11～15岁每次12克，6岁以上每次15克。使用时，先以酒精擦双足心涌泉穴，然后将药糊敷贴于涌泉穴，以绷带包扎，隔12小时换药一次，敷药期间若药物干燥，可用醋滴在绷带上润之，一般用药2～4次便可肿消退热。

【功效与主治】清热解毒，消肿止痛。适用于痄腮肿痛。

● 萸犁虎杖散

【药物组成】吴茱萸9克，犁头草6克，虎杖5克，胆南星3克，食醋适量。

【制法与用法】将上药共研细末备用。2～5岁每次6克，6～10岁每次9克，11～15岁每次12克，15岁以上每次15克，用醋适量调为糊状，外敷双足心涌泉穴，每日1换，连续3～5天。

【功效与主治】清热解毒。适用于痄腮肿痛。

- **万年青大蒜糊**

【药物组成】鲜万年青适量，独头大蒜1个。

【制法与用法】将鲜万年青洗净，切碎，独头大蒜去皮，共同捣烂如糊状，用温水洗净擦干双足，将药敷于双足心涌泉穴，纱布、胶布固定。

【功效与主治】解毒消肿。适用于痄腮肿痛。

- **六神丸糊**

【药物组成】六神丸30粒，冰硼散15克，青黛30克，芒硝12克，陈醋适量。

【制法与用法】将上药共研细末，加老陈醋调为糊状，敷肿胀处及涌泉穴，每6～8小时更换1次，直至发热、腮肿消失。

【功效与主治】清热解毒，消肿止痛。适用于痄腮肿痛。

【临床应用】治疗45例，4天内均痊愈。

- **紫金锭糊**

【药物组成】紫金锭10粒，吴茱萸10克，胆南星6克，生大黄10克，米醋适量。

【制法与用法】上药共研细末，每次取8克，用米醋适量调为饼状，敷双侧涌泉穴，每日1换。

【功效与主治】清热解毒，消肿止痛。适用于痄腮肿痛。

- **腮腺炎合剂**

【药物组成】胡黄连、大黄、吴茱萸各15克，胆南星10克，陈醋适量。

【制法与用法】将上药共研细末，陈醋调为稀糊状，分敷于双足心涌泉穴，外用纱布包扎，胶布固定，每日2次，每次1剂，连续2～4天。

【功效与主治】清热解毒，消肿止痛。适用于痄腮肿痛。

- **吴茱萸蛋清糊**

【药物组成】吴茱萸粉5～10克，蛋清适量。

【制法与用法】将吴茱萸粉加蛋清适量调匀，外敷双足心涌泉穴，每日1换，连续3天。

【功效与主治】引热下行。适用于痄腮肿痛。

- **吴茱萸冰片糊**

【药物组成】吴茱萸15克，冰片少许，蛋清适量。

【制法与用法】上方共研细末，加蛋清适量调匀，外敷双足心涌泉穴，每日1换，连续3～4次。

【功效与主治】上病下取，引热下行。适用于痄腮肿痛。

- 吴贝散

【药物组成】吴茱萸12克，浙贝母、大黄各9克，胆南星3克，醋适量。

【制法与用法】上药共研细末，醋调敷足心，患左敷右，患右敷左，双侧患病俱敷。每日1换。

【功效与主治】清热解毒。适用于痄腮肿痛。

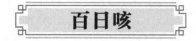

百日咳

百日咳系由百日咳杆菌引起的小儿急性呼吸道传染病。起病初期主要表现为呼吸道炎症，后以阵发性痉挛性咳嗽和痉咳后伴有特殊的吸气性吼声为特征，因其病程较长，可拖延3～4个月之久，故名百日咳。本病四季皆可发生，但以冬春季多见；任何年龄均可发病，但多见于5岁以下小儿。本病患病后可获得终身免疫。发病时可选用以下足疗处方来辅助治疗。

药物足敷外用方

- 大蒜泥

【药物组成】大蒜1～2粒。

【制法与用法】将大蒜捣为泥状，取豆瓣大一团，置伤湿止痛膏中心，每晚洗足后贴敷双足心涌泉穴，次晨除去，连续3～5次。

【功效与主治】解痉止咳。适用于百日咳。

- 冰硼散胆汁糊

【药物组成】冰硼散1～2克，百部、黄连、连翘各6克，鸡胆汁（鸡胆2枚取汁），米醋适量。

【制法与用法】将上药研末混匀备用，2岁以下用1.5克，3岁以上用3克，用鸡胆汁（鸡胆2枚取汁）、米醋适量调糊，每晚临睡前敷双手心、双足心，外盖纱布固定，次晨取下，每晚1次，10天为1个疗程，连续1～2个疗程。

【功效与主治】清热解毒，宣肺止咳。适用于百日咳。

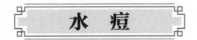
水 痘

水痘是由于感染水痘病毒引起的一种急性传染病，极易造成流行，任何年龄均可发病，但以1～6岁小儿多见，临床以发热、皮肤及黏膜出现斑疹、丘疹、疱疹、痂盖为特征，由于其疱疹内含有水液，状如豆粒，故名水痘。中医认为，本病多为湿热毒邪侵袭所致。治当清热利湿，解表透疹。辅助治疗时，可选用以下足疗处方。

一、药物足敷外用方

- 萝卜铅粉糊

【药物组成】生萝卜、铅粉各适量。

【制法与用法】将生萝卜洗净切片、捣烂，加入铅粉和匀，外敷于双足心涌泉穴，每日换药2～3次。得效即去药。

【功效与主治】清热镇惊。适用于痘疹发热、胡言乱语。

- 香附半夏饼

【药物组成】生香附、生半夏各等份，蛋清适量。

【制法与用法】将二者共研细末，加蛋清适量调为药饼，外敷于双足心涌泉穴，连敷24小时后去药，重者连敷数日，其效如神。

【功效与主治】引热下行。适用于痘后牙龈口舌破溃出血或走马牙疳。

- 芥子糊

【药物组成】芥子、黄酒各适量。

【制法与用法】上药研为细末，加黄酒适量调为稀糊状，取如指头大小一块敷于足心，男左女右，2～4小时呕吐止时去药。

【功效与主治】引热下行，清热止呕。适用于水痘呕吐。

【注意事项】不宜久贴。

- 芥子草霜糊

【药物组成】生芥子、百草霜各适量。

【制法与用法】将生芥子研碎，入百草霜同研匀，用水调匀，左目贴右足心，右目贴左足心，两者皆有，贴双足心，一昼夜即消。

【功效与主治】清热明目。适用于痘疹入目。

二、足疗综合外用方

● 秘传经验稀痘奇方

【药物组成】蓖麻籽30粒，朱砂3克，麝香0.15克。

【制法与用法】将蓖麻籽去壳存仁备用。将朱砂、麝香研细末，纳蓖麻籽共捣成膏，于每年端午节午时，用药涂擦小儿头顶、前心、背心、双手心、双足心、两臂弯、两腿弯、两胁，共13处，任其自落。

【功效与主治】清热通络。用于预防小儿水痘。

结核病盗汗

结核病是由结核杆菌感染引起的一种慢性传染病，各个器官均可累及，而以肺结核最常见。盗汗是结核病最常见一种症状，表现为睡中出汗，醒时汗止。中医认为，本病多属肺肾阴亏、虚火内扰所致。治当养阴润肺，清热泻火。辅助治疗时，可选用以下足疗处方。

一、药物足浴外用方

● 伸筋草麦秆液

【药物组成】伸筋草、麦秆各适量。

【制法与用法】上药水煎取汁浴足及洗浴，每日2次，每日1剂。

【功效与主治】收敛止汗。适用于结核病盗汗。

二、药物足敷外用方

● 吴茱萸米醋糊

【药物组成】吴茱萸10克，米醋适量。

【制法与用法】将吴茱萸研为细末，取适量米醋调为糊状外敷双足心涌泉穴，伤湿止痛膏固定，每日1剂，连续3～5天。

【功效与主治】引热下行。适用于结核病盗汗、发热。

三、足疗综合外用方

● 加减健阳丹

【药物组成】胡椒30克，白矾、硝石、铅丹各9克，麝香3克。

【制法与用法】上药共研细末，以蜂蜜调作两丸，病在左，握左手，病在右，握右手；腰以下则敷足心，以布扎之，不可移动，6小时一换。

【功效与主治】清热解毒，消肿散结。适用于淋巴结结核。

【注意事项】忌茶水及房事。

参考文献

[1] 段亚东.足药浴疗法.北京：中医古籍出版社，1994.
[2] 张仁庆，赵庆华.中药泡脚巧治百病.赤峰：内蒙古科学技术出版社，2008.
[3] 刘光瑞，刘少林.中国民间敷药疗法.成都：四川科学技术出版社，2007.
[4] 张建德，雒志强.俞穴敷药疗法.西安：陕西科学技术出版社，1982.
[5] 高树中.中医足心疗法大全.济南：济南出版社，2008.
[6] 湖南中医学院，湖南省中医药研究所.湖南农村常用中草药手册.长沙：湖南人民出版社，1970.
[7] 张树生，等.中药贴敷疗法.北京：中国医药科技出版社，1999.
[8] 莫文丹.穴敷疗法聚方镜.南宁：广西民族出版社，1988.
[9] 黎文献.中国常用民间疗法.广州：广东高等教育出版社，1991.
[10] 吴心，吴翼.百病中医外治自疗法.北京：北京体育学院出版社，1993.
[11] 夏翔.家庭简易中医外治法.上海：上海三联书店，1991.
[12] 赵立岩.实用中医天灸疗法.北京：人民卫生出版社，2008.
[13] 杨济秋，杨济中.贵州民间方药集.贵阳：贵州人民出版社，1978.
[14] 黄星垣.中医内科急症证治.北京：人民卫生出版社，1985.
[15] 董自强，等.实用单方验方大全.北京：北京科学技术出版社，1991.
[16] 王肖岩.穴位贴药疗法.长沙：湖南科学技术出版社，1981.
[17] 胡国臣.新编偏方秘方汇海.北京：中医古籍出版社，1991.
[18] （清）鲍相璈.验方新编.上海：上海第二军医大学出版社，2007.
[19] （日）丹波元坚.药治通义.北京：人民卫生出版社，1955.
[20] 贾一江，等.当代中药外治临床大全.北京：中国中医药出版社，1991.
[21] 中医研究院革命委员会.常见病验方研究参考资料.北京：人民卫生出版社，1970.
[22] 薛涛，薛印彦.内病外治精要.西安：陕西科学技术出版社，1990.
[23] 黄宗勖.实用中草药外治大全.福州：福建科学技术出版社，1992.
[24] 中国民间中医医药研究开发协会，北京中西医药新技术研究所.当代中药外治临床精要.北京：中国中医药出版社，1993.
[25] 张建德.中医外治法集要.西安：陕西科学技术出版社，1989.
[26] 田艳松，等.中药足疗治疗慢性肾功能不全临床研究［J］.中国现代医学杂志，2002，12（6）：52-56.
[27] 胡献国.慢性肾衰，足浴有方［J］.中华养生保健，2011，1：37.
[28] 杨润琴，等.食物疗法.北京：中国友谊出版公司，2003.
[29] 韩家驹.中医外治方药手册.西安：陕西科学技术出版社，1990.
[30] 汤燕醒.活血降压方足浴方治疗高血压病60例临床观察［J］.中医临床研究，2017，9：49-51.
[31] 万斌.中药足浴辅助治疗肝阳上亢型高血压病的临床观察［J］.光明中医，2015，6：1330-1332.
[32] 康正林.中药足浴辅助治疗高血压临床护理观察［J］.中医药临床杂志，2015，5：736-737.
[33] 罗继红，等.中药足浴辅助治疗原发性高血压120例［J］.中医研究，2010，9：58-60.
[34] 博恩.中药足浴降血压［N］.中国中医药报，2008.
[35] 李世强，等.压复宁足浴治疗原发性高血压疗效观察［J］.河北中医，2011，8：1142-1143.
[36] 李新一.中药足浴治疗高血压病40例［J］.中国民间疗法，2001，10：35.
[37] 靳瑞，杨顺益.穴位贴药及熨洗浸疗法.广州：广东科学技术出版社，1987.
[38] 张俊庭.古今外治灵验单方全书.北京：中医古籍出版社，1993.

[39] 李云.中药足浴疗法干预2级高血压的疗效观察[J].内蒙古中医药,2018,7:94-95.
[40] 颜春棠.桑珍足浴干预治疗肝阳上亢型高血压病50例观察[J].浙江中医杂志,2009,10:739.
[41] 查纬民.中草药外治验方选.合肥:安徽科学技术出版社,1984.
[42] 纪青山.足疗治百病.长春:吉林科学技术出版社,2002.
[43] 李乃庚.小儿外治疗法.天津:天津科学技术出版社,1989.
[44] 刘坚,等.全国医药期刊验方精选.南宁:广西科学技术出版社,1991.
[45] 谭支绍.中医药物贴脐疗法.南宁:广西科学技术出版社,1989.
[46] 阎国杰.家用药物贴脐治病小窍门.北京:中国中医药出版社,1993.
[47] 刘洋等.抗疲劳足浴方配合穴位按摩治疗慢性疲劳综合征的临床观察[J].北京中医药,2016,(12):1171-1173.
[48] 陈惠玲,等.中药足浴联合耳穴贴压治疗失眠30例临床观察[J].广东医学院学报,2014,(6):821-822.
[49] 徐燕,等.中药足浴结合辨证施膳对中风后失眠病人睡眠质量的影响[J].中西医结合心脑血管病杂志,2017,(12):1504-1505.
[50] 曹丹凤,等.中药足浴疗法对失眠病人临床疗效的影响[J].全科护理,2018,(23):2903-2904.
[51] 王希珏.中药足浴对高血压病患者睡眠质量的影响[J].中国民间疗法,2018,(2):26-27.
[52] 梁秀.中药足浴治疗围绝经期失眠效果的临床研究[J].中国现代药物应用,2017,(5):175-177.
[53] 陆玲.中药足浴治疗失眠心脾两虚型疗效观察[J].实用中医药杂志,2017,(1):79-80.
[54] 殷翠云,等.中药足浴改善功能性消化不良伴失眠患者睡眠质量的疗效观察[J].护理与康复,2012,(11):1082-1083.
[55] 周欣梅,等.加用六味安神汤足浴治疗原发性失眠临床观察[J].广西中医药,2018,(2):10-12.
[56] 邓艳华,等.中药足浴熏洗治疗阳虚体质失眠随机对照研究[J].浙江中医杂志,2017,(1):21-22.
[57] 张宝华.中医足浴保健疗疾小验方[J].家庭医学(下半月),2017,11:56-57.
[58] 程淑碧,等.安神热奄包足浴联用耳穴压贴治疗肾虚不寐的疗效观察[J].护理研究,2010,(9):2370-2372.
[59] 洪敏巧,等.中药足浴联合耳穴贴压治疗失眠的效果观察[J].护理与康复,2013,(5):455-456.
[60] 刘欢,等.加味萆薢分清饮足浴预防高尿酸血症痛风发作临床研究[J].新中医,2013,(8):52-53.
[61] 吴宸广,等.自拟痛定洗剂足浴治疗痛风性关节炎30例[J].黑龙江中医药,2015,(1):22.
[62] 龚根金.中药足浴对33例痛风患者的临床疗效研究[J].中国民族民间医药,2013,19:82.
[63] 宋桂华,等.大柴芩足浴方辅助治疗小儿肺炎喘嗽发热临床疗效观察[J].中国中西医结合儿科学,2017,04:280-283.
[64] 陈汝霜.艾叶桂枝粉足浴治疗小儿外感发热的疗效观察[J].内蒙古中医药,2015,1:78-79.
[65] 冯爱连,等.中药足浴治疗小儿外感发热的临床效果观察[J].中国卫生标准管理,2017,16:98-100.
[66] 苏广洵.常见病民间传统外治法.南宁:广西民族出版社,1989.
[67] 张尊祥,等.穴位用药.北京:人民军医出版社,1993.
[68] 胡献国.小儿夏季热足浴有妙方[J].家庭医学,2018,7:53.
[69] 贺菊乔.小儿疾病外治疗法.海口:三环出版社,1991.
[70] 邱德文.现代方剂文献研究精华.贵阳:贵州科学技术出版社,1993.
[71] 曹旭.儿科证治.西安:陕西科学技术出版社,1980.
[72] 周克振.常见病中医自疗便方.北京:金盾出版社,1992.
[73] 杨永良,张正浩.中国食疗学.北京:中国医药科技出版社,1999.

[74] 邓雪.柴芩银栀汤足浴辅助治疗小儿急性扁桃体炎疗效观察 [J].山西中医,2016,(3):44-45.

[75] 北京、沈阳、兰州、新疆部队后勤部卫生部.北方常用中草药手册.北京:人民卫生出版社,1970.

[76] 山东省卫生厅.山东中医验方集锦.济南:山东人民出版社,1959.

[77] 陈可冀,等.慈禧光绪医方选议.北京:中华书局,1981.

[78] 朱振声.万病医药顾问.上海:幸福书局,1935.

[79] 国医研究社.万病验方大全.台北:文化图书公司,1959.

[80] 王家忠.精选八百外用验方.长春:吉林科学技术出版社,1990.

[81] 周安方.基层中医临证必读大系:中药分册.北京:中国科学技术出版社,1995.

[82] 莫洁清.中药醋足浴治疗足癣120例疗效观察 [J].四川中医,2011,3:110.

[83] 赵映前,胡爱萍,胡献国.中医脏器食疗学.武汉:湖北科学技术出版社,1995.

[84] 张圣品,刘世聪.肝炎肝硬化中医治疗与康复.北京:中国中医药出版社,1994.

[85] 苏礼,朱生全.小儿百病效验方.西安:三秦出版社,1992.

[86] 河南省中医委员会.河南省中医秘方验方汇编.郑州:河南人民出版社,1959.

[87] 郭林根.家庭中药外治疗方.南昌:江西科学技术出版社,1992.

[88] 范正祥.常见病简易疗法手册.北京:人民卫生出版社,1988.

[89] 曲祖贻.中医简易外治法.北京:人民卫生出版社,1981.

[90] 马力凤,等.艾条熏灸配合中药足浴对剖宫产术后肛门排气的影响 [J].护理研究,2013,(5):1364-1365.

[91] 周小琴.足疗对剖宫产术后胃肠功能恢复的影响 [J].当代护士,2004,(1):4-5.

[92] 陈云,等.生化汤加减足浴对剖宫产术后产妇子宫复旧和睡眠质量的影响 [J].护理学报,2007,(4):73-74.

[93] 王菩禄.剖宫产术后中药足浴临床效果观察和分析 [J].中国优生优育,2012,18:378-379.

[94] 王桂英,等.中药足浴对剖宫产术后产妇睡眠质量的影响 [J].当代护士(中旬刊),2013,(6):101-102.

[95] 亢雪峰,等.林氏足浴方在剖宫产术后的临床应用观察 [J].陕西中医学院学报,2013,36,(4):65-66.

[96] 王培君,等.中药足浴配合整体护理对产后腰痛患者的影响 [J].护理实践与研究,2017,21:79-81.

[97] 河北省石家庄地区卫生工作站革命委员会,河北省石家庄地区医药公司革命委员会.常见病验方选.石家庄:河北省石家庄地区医药公司革命委员会,1970.

[98] 明·王化贞.产鉴.郑州:河南科学技术出版社,1982.

[99] 李敏,等.中药足浴治疗原发性痛经的疗效分析 [J].护理研究,2012,(1):251-252.

[100] 张海萍.中药足浴治疗原发性痛经82例 [J].中国中医药信息杂志,2003,(4):56.

[101] 杨燕.中药足浴治疗原发性痛经50例的效果观察 [J].健康研究,2016,(5):600.

[102] 汤晓东,等.桂梗通尿散足疗治疗尿潴留 [J].中医外治杂志,2004,(1):7.

[103] 李文华,等.中药足疗治疗55例骨质疏松症 [J].上海医药,2016,(6):37-38.

[104] 唐海燕,等.中药足浴联合艾灸治疗多发性跖疣临床观察 [J].实用中医药杂志,2013,(6):475-476.

[105] 姚菁华.中药足浴治疗多发性跖疣的疗效观察 [J].当代医药论丛,2018,(12):194-195.

[106] 景瑶瑶,等.足疗一号联合鸡眼散治疗跖疣35例观察 [J].浙江中医杂志,2018,(4):262-263.

[107] 张建秋.中药足浴治疗足踝部慢性筋伤 [J].吉林中医药,2017,(12):1233-1236.

[108] 潘玮,等.中药足浴配合穴位按摩治疗足跟痛40例 [J].福建中医药,2018,(3):79-80.

[109] 黄建民.乌星汤足浴足跟痛25例 [J].中国中医药现代远程教育,2014,(8):135-136.

[110] 何芳,丛明.中药足浴治疗足跟痛[J].中国民间疗法,2016,(6):97.
[111] 李明,等.舒足液足浴法治疗产后足跟痛61例[J].甘肃中医,2008,(4):59.
[112] 王向东.足浴疗法治疗跟痛症60例体会[J].福建医药杂志,1998,(4):88-89.
[113] 萧步丹.岭南采药录.广州:广东科学技术出版社,2009.
[114] 张宝华.中医足浴保健疗疾小验方[J].家庭医学(下半月),2017,(11):56-57.
[115] 金艳芳.中药足浴治疗腰痛疗效观察[J].中国中医药现代远程教育,2014,21:70-71.
[116] 姚松.膝骨性关节炎采用推拿配合中药足浴熏洗治疗的临床分析[J].内蒙古中医药,2017,(4):127.
[117] 伍星.中药足浴熏洗对膝骨性关节炎临床疗效分析[J].双足与保健,2017,12:192-193.
[118] 王立山.清太医院配方.石家庄:河北人民出版社,1959.
[119] 李志春.五藤活血汤足浴联合放血疗法治疗糖尿病周围神经病变36例[J].广西中医药,2015,(2):27-29.
[120] 李媛.足浴方治疗糖尿病下肢疼痛患者40例的临床疗效分析[J].糖尿病新世界,2014,(12):88-90.
[121] 许海燕,等.补虚通络足浴方治疗糖尿病周围神经病变疗效观察[J].现代中西医结合杂志,2015,(13):1411-1413.
[122] 李冬.通络消麻方足浴治疗糖尿病周围神经病变53例[J].中国民间疗法,2018,(6):26-27.
[123] 薛陈晨.花粉葛根水足浴治疗糖尿病性周围神经病变临床研究[J].中医临床研究,2017,(34):47-48.
[124] 刘凡,等.中药足浴治疗糖尿病周围神经病变60例的临床观察[J].江西中医药大学学报,2017,(1):45-47.
[125] 刘红梅.自拟桑艾杜藤汤足浴治疗糖尿病下肢周围神经病变初步临床观察[天].华北理工大学,2016.
[126] 丁世玲,等.消渴痹足浴方联合护理干预治疗糖尿病周围神经病变的效果观察[J].中国现代医生,2018,(23):156-158.
[127] 李倩,等.扶正固本化瘀汤足浴治疗糖尿病周围神经病变的临床研究[J].河北中医药学报,2018,(2):19-21.
[128] 苏建华.中药足疗对早期糖尿病足干预的护理研究[J].内蒙古中医药,2012,(18):150-151.
[129] 敖维艳.中药足疗治疗糖尿病足临床疗效观察及护理[J].内蒙古中医药,2014,(1):173.
[130] 刘涵,等.卢越卿采用中药足浴治疗痛风1例[J].中国民间疗法,2018,(8):67.
[131] 万晓燕.三妙散与白虎汤加味足浴配合西药治疗急性痛风性关节炎疗效观察[J].陕西中医,2012,(8):1005-1006.